U0312561

让孩子不生病的饮食

如何养出好体质的孩子

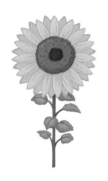

梁淑芳 ◎ 著

儿科专家
医学博士

河北科学技术出版社

图书在版编目（ＣＩＰ）数据

让孩子不生病的饮食 ／ 梁淑芳著 . -- 石家庄：河北科学技术出版社，2020.1（2020.12重印）

ISBN 978-7-5717-0133-8

Ⅰ . ①让… Ⅱ . ①梁… Ⅲ . ①儿童－饮食营养学 Ⅳ . ① R153.2

中国版本图书馆 CIP 数据核字 (2019) 第 265522 号

让孩子不生病的饮食
RANG HAIZI BU SHENGBING DE YINSHI

梁淑芳　著

出版发行	河北科学技术出版社	
地　址	石家庄市友谊北大街 330 号（邮编：050061）	
印　刷	北京彩虹伟业印刷有限公司	
经　销	新华书店	
开　本	710×960　1/16	
印　张	17.5	
字　数	215 千字	
版　次	2020 年 1 月第 1 版	
	2020 年 12 月第 2 次印刷	
定　价	65.00 元	

序 1

听说梁医生的书要改编再版，我欣喜万分；接着她又请我为新书作序，更是让我受宠若惊。在这个注重宣传的时代，哪位作者不是请业界大咖为自己的著作写序。梁医生为什么要让我这个平凡的临床医生写序呢？梁医生说，因为我有两个幼小的孩子，所以懂得家长的心理。是呀，从这个角度来看，我是够格的。

我和梁医生的缘分始于2016年秋天，那时我怀着十几周大的二宝，有幸参加了由梁医生讲授的关于儿童生长发育的课程。课下一聊，发现梁医生不但是资深儿科医生，还是一位素食倡导者，她的几本书几乎都涉及如何通过植物来源的食物保持健康甚至治疗疾病。"You are what you eat（你是你所吃）"是她所相信的理论，因此对于她，我又平添一份亲近感。

作为小众的素食主义者，我几乎从来不愿在朋友面前说自己吃素，因为往往会引起质疑，而自己又不喜引起"无谓的争论"。但梁医生这么"勇敢"，让我深表钦佩。我的素食缘起于十几年前，我发现自己得了多发性大动脉炎（一种自身免疫疾病），此后出于保护肾脏的目的，很少吃动物蛋白，口味也逐渐发生了变化。幸运的是，经过手术和长期免疫抑制剂的治疗，我痊愈了。目前药物停用近十年，期间我不仅每天忙碌于医疗前线，还顺利地生了两个孩子，相信这当中一定有素食的作用。

在养育孩子上，我的两个孩子成长经历不尽相同。第一个孩子，我一心要给她最好的，但却被儿保医生判断为母乳不足，让添加奶粉（当时医生是以孩子低于生长曲线第50百分位为依据做出的判断，这一点大家看过梁医生的书就知道这种判断是没有根据的）。于是为了增加奶量，我又开始喝大量荤汤，再加上频繁挤奶刺激，结果导致了严重的乳腺炎，奶量骤减，所以最终还是给孩子加了大量的奶粉。此一时期，孩子还患了严重的湿疹。

到产假结束、上班之后，我才通过背奶慢慢追回了母乳，停掉了配方奶。因此怀老二时，这个阴影一直在我心头萦绕。那个时候我恢复素食一两年了，但是心里一直有点打鼓，因为素食本身就是小众，孕期素食更是小众中的小众。

命运的安排，让我遇到了梁医生，她听过我的食谱后让我放心素食。老二这个素宝宝确实比较幸运，可能是有了理论和经验的双重保障，我真的不再觉得孩子吃奶会有什么问题，一切都顺应自然，她要吃就吃，想睡就睡，闹了就哄，结果孩子连生理性黄疸都没有发生。更神奇的是，因为胎里素，妹妹不会像姐姐一样要吃荤，即使偶尔给她尝尝肉味，她也会吐出来。不过说到孩子餐食的准备，我是比较不合格的。因为工作繁忙，家里饮食基本上靠我的父母。他们也是纯素，尤其是我父亲，家里家外一把手，每顿饭都要涵盖十几种植物原料。我则是有空时研究些素食新品，比如猴头菇做的假"鸡块"、山药做的"奶油蛋糕"以及各种卡通人物造型的素食，为的是吸引爱吃肉的大女儿。

生长发育可能是我们这些父母和孩子要一起面对的第一个课题，而且这只是一个起点，随着孩子从家庭进入社会，家长还会操心孩子的学业、社交等一系列大小事宜。先从这个起点来看：一个健康的、带着与生俱来遗传密码又自知饥饱的孩子，在餐桌上享用父母提供给他的营养均衡、色香俱佳的美食，边吃边和家人分享一天的见闻感触，这是多么温馨美好的画面。但现实中，却经常看到父母们因为内心的不自信、恐惧感以及控制欲，执意认为孩子不知道自己该吃多少、穿多少。不光在梁医生的书中，就是在我周围熟悉的朋友亲戚中也能见到不少餐桌变战场的案例。不难想象，如果带着这种对孩子的不信任，将来在亲子关系中还会遇到多少问题？平安喜乐还是焦虑惶恐，全在一念之间。孩子是独立的个体，成人最大的仁慈是给孩子提供环境和帮助，而绝非施加控制。

　　"尊重"是我在阅读完之后，对这本书的最佳概括——尊重孩子、尊重个体差异、尊重科学和自然规律。从这本书中，能够读出一位儿科专业医师的赤诚之心和肺腑之言。所以，本书非常值得新手父母阅读，也同样适合基层的儿童保健医生们学习，避免只看"数据"而忽略了遗传作用，或者因为对数据错误地解读而令父母不知所措。

程瑾

北京大学人民医院放射科副主任医师

序2

　　湿疹是儿童期的高发疾病，使用外用药膏和保湿霜是皮肤科医生的常规治疗手段，但是对于一部分被评估为中重度以上的患者来讲，常规治疗往往不能达到满意疗效，使医生和家长心生困惑。

　　偶然的机会，我认识了梁淑芳医生，她是香港著名的儿科医生，不仅精通小儿疾病的治疗，还是一位营养专家，提倡以食素为基础，建立科学的育儿方法、制订新生儿母乳喂养方案，并将这些方法和方案用于部分严重湿疹患儿的治疗。在多年的临床实践中，取得了很好的效果。她使我慢慢认识到，健康是可以吃出来的。

　　我很好奇，为什么食素、调整饮食结构，可以让那些严重湿疹患儿的治疗达到事半功倍的效果？本书以"湿疹是免疫系统问题"为前提，强调肠道是最大的免疫器官。食素就是通过调整肠道的免疫状态，来修复因食用过敏食物而损伤的肠道，从而提高人体免疫能力。所以在治疗部分中重度湿疹患儿的时候，内调外用，自然治疗效果会更好。

　　那么你可能又会说，"我又没有湿疹，我'无肉不欢'，可以不在乎吃什么，不需要多菜多谷类饮食"，那么你又错了。随着经济的发展和收入水平的提高，国人吃得越来越好，大鱼、大肉、高糖、高盐的饮食，让"三高"人群的队伍不断壮大，且发病呈年轻化趋势。吃得越来越"好"，让我们早已忘记祖先以谷类为主食，辅以蔬菜、水果的饮食习惯。

本书中的21天食谱，是梁教授经过多年实践所总结下来的，稍加尝试，你便会感到体重减轻，头脑清晰。

　　望更多对素食感兴趣、想尝试食素，却摸不到头绪的朋友看到本书，帮助更多人，获得一个健康、快乐的人生。

李萍

深圳市儿童医院皮肤科主任医师

序3

在我的工作中，每天都有妈妈问："我的孩子没有'达标'我需要加奶粉吗？""孩子不爱喝牛奶我很焦虑怎么办？""孩子湿疹严重要不要换特殊配方奶粉？"……

此时我都会推荐她们阅读梁淑芳老师的书：《育儿新知》《你不必饮牛奶》《让孩子不生病的饮食》等。这些书如果认真研读，一定可以让你成为不焦虑的父母。

梁淑芳老师是中国运用"生长曲线图"评估儿童生长的推动者。从原先一刀切的"标准化育儿"到尊重每个孩子的生长发育规律，可以说让无数孩子免于"被喝奶粉""被不达标"。现在中国的儿保体系基本都遵循这套理念。

孩子的身高体重应该与自己的父母对比，而不是与其他孩子对比。在健康的前提下，胖一些瘦一些，符合遗传规律就好，不应成为怀疑妈妈乳汁和育儿方式的理由。

梁淑芳老师也是最早研究中国儿童钙吸收率和国外对比的课题小组的领导者。她告诉我们，其实中国孩子虽然不像西方孩子摄入那么多奶制品，但营养吸收率却远远高于西方儿童。也就是说，人类不同种族的饮食方式和身体适应能力是不同的，中国父母完全没必要患上"不喝牛奶焦虑症"。

梁淑芳老师的这些研究和内容如同一盏明灯，给焦虑中的父母带来安慰和方向，精心研读其著作，是我们做好优质父母的第一步。

希望每个爱孩子的家长，更懂孩子的饮食和发育，不要错把"害"当作爱，让孩子健康茁壮成长！

王宛男

珠海市母乳喂养促进会会长

自序

十分荣幸能在内地出版这本书，使我能把行医三十多年来所学到的，传授给所有关心子女饮食的家长，使他们都能成为最有智慧、最有自信的父母。

记得当初考获儿科专科资格后选择专科时，我没有看中现成的，包括心脏、血液、肾科、脑神经科等，这些专科虽然很重要，而且很清楚有师傅可以跟，但我对于所有父母都关心的子女饮食、营养与成长更有兴趣，可惜当时没有这专科。

作为儿科医生，备受大众期望，很多家长希望我们能够解答这方面的问题，但是答案及科学依据哪里来？当时的我只能与其他医生一样，支吾以对。看到家长仍然心存疑惑，我就下定决心，对儿童饮食与成长展开研究，如此做了几十年。

当年幸得香港中文大学儿科教授的支持，让我在香港中文大学任职时，得以开展对"婴幼儿饮食与生长"的追踪观察。当时，我发现婴幼儿饮食失衡、肥胖与血脂过高问题已经存在。后来，教授更让我策划香港儿童生长调查，制定了香港地区儿童生长标准。有关研究成果都正式发表过，详细内容可以在文献库里查考。

但很可惜，大部分家长并没有因为这些研究发现而受益，他们还是不断担心：怕孩子吃不够，长得慢。

离开香港中文大学转为私人执业医师后，我与家长互动的机会多了，这让我更清楚家长疑惑的来源，并且深深体会到孩子吃错了会有何表现。事实证明，孩子的很多症状都可以在矫正错误饮食后得以痊愈。书中所有案例都是真实的，其中也有近年的观察，虽没有在医学杂志上发表，但有在学术会议上发表，它们的摘要都收录于此书中。

在现代商业社会里，家长面对很多困惑，其中一个是：有关儿童饮食营养的资讯过多，众说纷纭，让人难以辨别。

此类饮食研究一直都有人在做，以婴儿饮食为例，经过了无数的配方奶粉研究，到头来，仍不得不公认母乳是最好的。

我相信在饮食与健康的真相里，蕴藏着大自然的法则。人类本来是以吃土地中种出来的食物为主的，若把土地污染，又吃大量动物性食物，人类就会生病。我估计将来的研究最终会指出：违反自然规律就会吃亏，回归大自然的饮食才是最好的。

我不敢说我的观点完全正确，但我希望读者能花点时间细看内容，想想是否有道理，也不妨试试食谱、看看效果。若有错漏，欢迎指正。此书不能代替医生的诊治工作，若孩子生病仍需要看医生。

此书部分内容曾在香港出版，包括《厨房医学》《饮食配合湿疹治疗》，以及先后在香港和内地出版的《育儿新知——让孩子生长得最好》。

要鸣谢的人实在很多，未能一一提名，特别要提到的是曾经启发过我的人：有关母乳喂哺和儿童生长的David Davies教授，有关营养研究的吕秀娴博士，做公开讲座同时教授烹饪及试食的美国责任医师协会主席Neal Barnard博士。

另外，要感谢程谨医生、李萍医生和徐嘉博士为本书写序，多位家长把亲身体验与读者分享，陈芳璇女士为本书食谱拍摄，邝凯儿女士及刘嘉敏女士为本书做整理。

孩子是我们的未来，希望此书能帮助家长培养更健康、更有活力的下一代。

梁淑芳

2019年3月

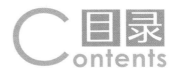

C 目录
ontents

1 儿童生长

第一部分
CHAPTER 1

1.1	儿童生长有规律	004
1.2	怀孕期营养及婴儿的成长与健康	008
1.3	正确使用生长曲线图	010
1.4	案例分享丨婴儿生长模式	012
	1.4.1 肥胖婴儿	012
	1.4.2 9个月体重跌至低于第3百分位	013
	1.4.3 中等或偏小身材	014
	1.4.4 先天性疾病导致发育不良	015
	1.4.5 第4~6个月内生长缓慢	016
	1.4.6 母乳不足以致生长缓慢	018
	1.4.7 遗传性矮小	018
	1.4.8 遗传性头大	022
	1.4.9 其他	022
1.5	案例分享丨儿童生长模式	023
	1.5.1 女儿似父亲，儿子似母亲	023
	1.5.2 11岁女孩全班最矮	025
	1.5.3 生长激素缺乏	026

1.5.4	9岁男孩，全班第二矮	028
1.5.5	遗传性矮小	032
1.5.6	6岁男孩一顿饭吃2个小时	036
1.5.7	吃饭时咳嗽	039
1.5.8	吃得少，母女同哭	040
1.5.9	常见的误解	041
1.5.10	儿童肥胖	043
1.6	青少年生长模式	046
1.6.1	不要把身材独特误解成营养问题	046
1.6.2	乳房发育	051
1.7	国际生长标准	056

2 儿童饮食 第二部分 CHAPTER 2

2.1	来自梁医生女儿的分享	065
2.2	香港地区儿童饮食的转变	069
2.3	孩子的胃口太小吗？	073
2.3.1	成年人胃口太大	073
2.3.2	已吃了太多，需自我调节	074
2.3.3	每个孩子都是独一无二的	075
2.3.4	切勿迷信国际标准	076
2.3.5	顺应自然规律是正道	077

2.4　健康饮食　　　　　　　　　　　　　　　　　　077

　2.4.1　哈佛大学的21世纪健康饮食金字塔　　　077

　2.4.2　预防癌症的10项建议　　　　　　　　　085

　2.4.3　美国责任医师协会的建议　　　　　　　088

　2.4.4　地中海饮食　　　　　　　　　　　　　091

　2.4.5　早期营养影响一生　　　　　　　　　　093

　2.4.6　断奶期饮食　　　　　　　　　　　　　099

2.5　错误饮食　　　　　　　　　　　　　　　　　　102

　2.5.1　喝奶太多　　　　　　　　　　　　　　103

　2.5.2　孩子不肯吃菜　　　　　　　　　　　　105

　2.5.3　儿童肥胖糖尿病　　　　　　　　　　　110

2.6　婴儿便秘　　　　　　　　　　　　　　　　　　125

　2.6.1　大便堵塞　　　　　　　　　　　　　　125

　2.6.2　肛裂　　　　　　　　　　　　　　　　126

　2.6.3　巨肠症　　　　　　　　　　　　　　　127

　2.6.4　儿童大便出血　　　　　　　　　　　　129

　2.6.5　缓解便秘的饮食治疗　　　　　　　　　131

2.7　儿童皮肤粗糙　　　　　　　　　　　　　　　　132

2.8　儿童脱发　　　　　　　　　　　　　　　　　　133

2.9　哺乳母亲乳房痛　　　　　　　　　　　　　　　135

2.10　素食家长的网络社区　　　　　　　　　　　　137

2.11　关于儿童营养的五篇研究文献　　　　　　　　140

第三部分 CHAPTER 3

3 儿童过敏症与饮食

3.1	患儿家长来信	149
3.2	牛奶过敏	160
3.3	牛奶的历史真相	163
	3.3.1 香港地区的情况	164
	3.3.2 只有北欧人长期喝牛奶	164
	3.3.3 150年前牛奶开始普及	165
	3.3.4 60年前牛奶才走向世界	165
	3.3.5 全中国的情况	166
3.4	牛奶是否被过分推崇	167
	3.4.1 少喝牛奶可减少过敏症、预防肥胖	167
	3.4.2 吸收营养需均衡饮食	169
	3.4.3 不喝牛奶, 既健康, 又开心	170
	3.4.4 所谓完美食物	171
	3.4.5 造物主的智慧	172
3.5	湿疹食疗	172
	3.5.1 致敏食物的检测	175
	3.5.2 湿疹食疗研究——香港中文大学的IgG研究	177
	3.5.3 三位病童的成功康复案例	183
	3.5.4 失败案例＆失败原因	185

3.5.5 病情反复的案例 188

3.5.6 对IgG检测常见疑问的理解 190

3.5.7 关于儿童湿疹与饮食的五篇研究文献 197

4 家庭健康食谱 第四部分 CHAPTER 4

4.1 简介 207

4.1.1 三餐 207

4.1.2 主食 207

4.1.3 蔬果 208

4.1.4 甜品零食 210

4.1.5 油 210

4.1.6 厨房用具 210

4.1.7 个别变化 211

4.2 21天儿童健康食谱 212

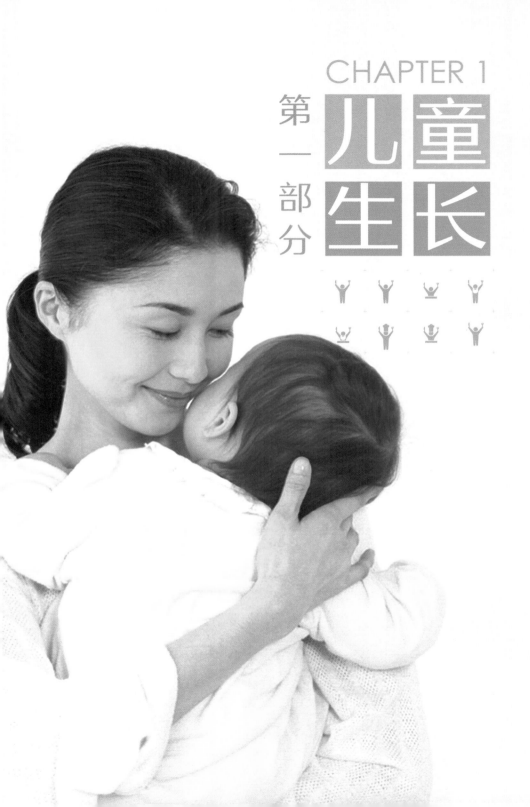

CHAPTER 1

第一部分 儿童生长

儿童生长

经常有家长问，孩子不增重，是不是营养不够？又或者，孩子身高长得好慢，将来会不会太矮？是的，正所谓"养儿一百岁，长忧九十九"，特别在婴幼儿阶段，父母特别小心，生怕自己疏忽。

为什么父母或祖父母那么介意婴幼儿长得不够快？原因大概有以下几点：

1.如今只生一两个，不像以前生十个、八个，总希望他们是最健康的，恐怕自己疏忽使孩子患病。

2.今天经济环境好了，以为不应再有小个子，圆溜溜、长得壮才算健康。

3. 今天越来越多的婴儿食品广告让人感觉：吃了某些产品，本来长得慢或长得瘦小的孩子，都可以改变。

4. 今天的父母经济条件好了，用钱买婴儿食品没有问题，认为一试无妨。反而不去试的，可能被亲友认为不够爱惜孩子。

5. 今天肥胖的婴幼儿多了，本来中等身材的与同辈的差距甚远，何况身处第3百分位呢？很多父母可能因此被亲戚朋友质疑照顾孩子的能力。

6. 随着家庭趋向核心化，加上母亲多要上班，缺乏观察亲属或朋友育儿过程的机会，所以普遍对育儿缺乏信心。

7. 育儿知识虽然普及，但说法不一，不知该如何选择。

8. 有些个子小的父母，希望下一代能超越自己，包括身高。

但愿家长能通过了解孩子的生长规律，懂得如何养育子女，使生活过得轻松愉快，充满自信，不再被外界的评语所动摇。

1.1 儿童生长有规律

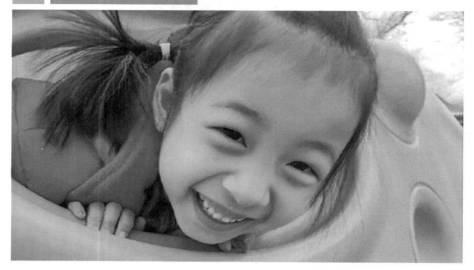

　　自然规律叫万物都有定时。从受孕到生产，必须由母亲怀胎十月，人从呱呱落地到发育成长、具繁殖能力，必需十几年。不要催谷①，违反自然规律要付出代价。

　　下一代保存着上一代某些遗传特征，从样貌，到性格、身材等，这些都时刻提醒大家这两代之间骨肉相连、独特亲密的关系。为父母者在孩子成长中给予合适的环境去培育，以至让孩子的独特性能够尽量发挥，实践上天给予他的人生的独特意义。

出生前｜妊娠期的三个阶段

　　怀孕期（妊娠期）胎儿的生长分为三个阶段。孕早期（第1至13周）主要为胎儿器官形成期，母亲在怀孕前所储备的营养素得以应用，譬如长期吃足够的蔬菜自然有充足的叶酸，能防止胎儿器官发育畸形，母亲怀孕后继续

①催谷：推动、协助、加强。本词在广东媒体中使用频率较高。

远离烟酒，也尽量避免传染病、辐射、环境污染物和不必要的药物。这一阶段的孕妇一般都胃口差，但不影响胎儿器官形成。孕中期（第14至27周）是胎儿迅速成长期，胎儿各器官形成后开始工作，母亲胃口大增。这一时期其实只要保持食物合理配搭，各种营养素就会满足胎儿需要。怀孕期间饮食过量可导致肥胖或妊娠糖尿病。到了孕晚期（第28周至分娩结束），胎儿体长的增长开始减慢，而重量的增加还保持一定水平，以储备足够水分、糖分和油脂以供给初生后的需要，所以即使母亲在宝宝出生后最初一星期没有奶水也无妨。

出生后 第一年的自我调节

婴儿出生第一个星期，婴儿会应用所储存的水分、糖分，以保持血糖稳定，容许自己脱水，以配合母亲需几天时间才分泌乳汁。然后待母亲上有奶水后，宝宝便开始增重，所以宝宝出生后几天体重减轻，甚至可能比出生时少十分之一。即使不用母乳喂哺，而改用人工喂养的宝宝，也同样有此现象。婴儿出生一周后，体重与身高都会快速的增长，然后增长速度逐渐减慢，当孩子一两岁时增长速度已很慢了，进入一个稳定生长期，直至10岁左右开始性发育时，才再次迅速增高和增重。

从受孕一刻起，孩子将来的身材是怎样的，早已决定了。只是在成长中，生长的变化会随着环境的特点而做出一些调整。很多都是无伤大雅的，但处理不当反而不妙。

在母腹中，胎儿的生长，特别是重量，可能会因母亲纤瘦的体型而受到限制；也能因母亲吃得太多而使胎儿在孕晚期增重太多，以至他们在出生时的体重相对于他们所遗传得到的身材有所分别——前者是偏轻，而后者是偏重。于是出生后便会自我调节，前者会生长得较快，而后者则会在

6个月左右生长得慢些。而这种生长形态在百分位图上形成了跨越曲线的现象（Crossing of percentiles），这是自我调节的机制反应；前者是向上调，后者则是向下调。于是，在第一年内，婴儿的生长不一定沿着同一百分位线，而是出现跨越曲线的情况，直至一两岁左右，当调节完成，才继续沿着同一百分位线生长。

当然，要向下调，婴儿必须吃得少。但与此同时，就容易被误会：因为吃得少导致重量的百分位向下调。结果母亲拼命迫使婴儿吃多些，若他不愿意多吃些，母亲便改用一些高热量的奶粉（希望用同一分量，但增加热量）。

这种做法结果只有两种：一是婴儿吃得更少，甚至拒食；二是就范，变得较原来所遗传的还要肥胖。如果婴儿是以母乳喂养的，母亲可能会被误会为产奶不足，被劝添加奶粉，甚至放弃母乳喂养。

儿童期 | 平稳生长

一般到了2岁，自我调节机制已完成。儿童踏入生长稳定期，此时生长速度已远远低于婴儿期。不明此道理者，会误以为孩子没有明显增重或增高。如果在这时期用各种方法以催谷孩子多多进食，会导致对孩子身高增长影响不大，却对其体重影响很大。进食的比自己身体所需的多，最初几年还不会表现为超重或肥胖，因为身体会利用多余的热量来增加脂肪细胞的数目，等到了一定的数量后，才会把多余的热量储存于这些增多的脂肪细胞内，继而使脂肪细胞不断膨胀。所以儿童肥胖一般很少发生于5岁以下的儿童，但其实肥胖的基础可能早在5岁之前已经建立，何不让儿童在儿童期按照其自然规律稳步生长呢？

青春期 | 高速生长

父母遗传给子女的，除了最终的成年高度外，还有于何时达到成人高度，亦即发育的年龄。两者都有机会遗传自父亲或母亲（亦有少数呈现隔代遗传）。女性发育的最早征兆是乳房增大，约一年后，迅速增高。再一年后，月经开始来潮，然后生长速度减慢，到了16岁左右，一般已到达其成人高度。男性发育一般比女性迟，最早征兆是睾丸增大，约两年后迅速增高，到了18岁左右，一般已到达其成人高度。香港地区在1993年的调查结果显示，女性平均月经初潮的年龄是12岁半。所以如果母亲月经初潮是13岁或以上，其子女的发育年龄都可能会较同龄的迟。即是说，当别的同班同学迅速增高时，发育年龄较迟的孩子会显得比别人矮，而且在发育前，增高速度可能较慢，直至到了自己的发育年龄，才会迅速增高，倘若错误地把稍迟发育看成是营养欠佳而用饮食去催谷，可能又会制造出一名新的肥胖青少年了。

察看儿童的生长发育是否正常，最有效的做法是了解父母的身高、体重，特别是结婚时的数据，因为越来越多的成年人中年发福，而妇女产子后，可能也明显增重。然后将数据标注在同性别儿童生长标准的18岁坐标上。记录父母的发育年龄（以母亲的月经初潮年龄和父亲迅速增高的年龄相对于同龄属早或迟）也有帮助。

此外，有必要时可测量父母的头围，因为头的大小也会遗传，遗传了大头的婴儿，在胎儿时期不会全部显露，因为头太大不利于生产，只有离开母体后，才会迅速增大，以至头围在曲线上攀升，直至到达所遗传的百分位线才会定下来。这又一次体现造物主对生长所设的规律是何等有意义。

按照自然的生长规律，只要不生大病，孩子都会生长得很好，没有必要去制造烦恼，在食品过分丰足的时代，若不提高警惕、拒绝诱惑，确实容易堕入吃太多的陷阱。

1.2 怀孕期营养及婴儿的成长与健康

影响儿童生长的因素有遗传、营养与疾病等。

在胎儿期，母亲比父亲的影响大。例如，即使在受孕时，胎儿选择了似父亲较高大的身材，倘若母亲是纤瘦的，胎儿也要暂时屈就一下，出生时体重会偏轻，几个月后，慢慢摆脱了母亲子宫的限制，再高速增重至较高的百分位。相反的，若母亲较高大，而父亲较瘦小，胎儿选择了似父亲的较小身材，那在母腹中并无限制，出生后，将会慢慢在生长曲线上的百分位线向下移动。

孕妇营养当然重要，如果营养不良，胎儿就生长不好，但这是指母亲真的有很严重的营养不良，譬如部分第三世界国家粮食不足，特别是遇上旱灾、水灾时，民众在一日里吃不到三餐，每餐也吃不饱。即使母亲有轻微营养不良时，胎儿也会优先得到供应。若还是不够，婴儿出生时体重低，吃奶后，便可追赶，而母亲则会出现产后营养缺乏（如缺铁、缺钙等）。

以前农村物质缺乏，加上重男轻女思想的影响，女孩子的食物长期比男孩子少，所以偶尔也会出现类似的情况。这种情况下，传统医学上的食疗便出现了，讲究怀孕期吃多一点，产后要补一补。

但时至今天，身处物质丰足的时代，我们要注意的再不是在孕期和产后吃多些，而是选择吃什么才会对自己和胎儿的健康较为有利。

不过，在商业化的富裕社会，处处都是吸引人们吃多一些，再多一些。于是，怀孕时，母亲过度饮食不但使自己在孕期增重过多，也使胎儿相对较重。特别是有些孕妇吃花胶（鱼胶）、燕窝、牛奶，以及较怀孕前吃更多的肉类、鱼类、鸡蛋和海鲜等，都会导致胎儿超重。这些超重的婴儿出生后，有些还会延续快速生长的特质，将来变为胖子。也有一些在出生几个月后，通过自我调节胃口，减少食欲，由超高百分位转到较正常的百分位。孕妇若营养过多，可能会导致妊娠期糖尿病。母亲血糖高，胎儿血糖也会偏高，胎儿生长速度也会较快。还有一个风险，是婴儿初生时容易出现血糖过低，表现为较易肚饿。

有一位身材矮小、胃口也小的母亲，她怀孕后，强迫自己多吃，结果患了妊娠期糖尿病，而宝宝出生时偏轻，但不算太轻。几个月后，宝宝胃口下降，生长的百分位也下降。母亲继续每天喝鱼汤，试图多产奶，结果奶水多如喷泉，但宝宝偏偏不愿吃。有时宝宝被奶水呛着，立刻吐出乳头，不但苦了宝宝，也苦了妈妈。宝宝本来就是遗传了母亲的矮小身材，如果母亲没有过度饮食，孩子出生时个子小小，胃口也小，母子双方便和平共处。即使母亲放弃母乳喂哺，改为奶粉，生长情况也是一样，除非婴儿过度饮食，变得稍重，但矮的特质始终难以改变。

香港地区有越来越多的孕妇罹患妊娠期糖尿病，如想避免，首先要明白及接受现实。当今饮食已太丰足，无论怀孕与否都要均衡饮食，以植物性食物为基础，多吃粗粮（糙米、红薯、豆类、蔬菜等），适量运动，适量晒太阳（不要涂太多防晒护肤品）。不要以为怀孕了，就要吃两个人分量的食物，或者额外添加很多高热量、高蛋白质的食物，只要按胃口吃便可以。只是在怀孕期，需检视一下自己以前是否吃偏了，若有，则需及时改正，甚至补充某些营养素。一个以多种类且均衡的植物性食物为基础的人，是不会缺乏叶酸的。深绿色蔬菜、种子、坚果等都是高钙食物，典型中国农村的饮食不会缺钙。但为了安全起见，吃一些含维生素B_{12}、叶酸、铁、钙、维生素D、碘，但不含高热量的补充剂也无妨。

有一位孕妇查出血糖高，即患了妊娠期糖尿病，医生向她解释所需的疗法，轻则用饮食来控制，严重者要打针。她回家后，立刻改变饮食习惯。以前她几乎每餐都在街上的餐馆吃，现在改为全部在家里做饭，采取了主粮吃全谷物、以植物性食物为基础的饮食，也不需要饿着肚子，结果到了下次复诊，血糖已完全恢复正常。医生也为她高兴，孕妇亲身体验了饮食与疾病的关系。她更加下定决心，将来孩子出生后，会用母乳喂养。然后，从宝宝6个月开始，让孩子逐步适应以植物性食物为基础的饮食。

1.3 正确使用生长曲线图

高矮胖瘦是相对的，不一定表示好与坏。如果感到身体不适就应当注意，而身材不太极端的应该安然接受。以健康人群的身高、体重的分布来鉴定个人是否属于极端身材，非常有帮助。

笔者曾在香港主导儿童生长调查，制订了整套儿童生长标准，1993年取得数据，1996年发表成果（《中华儿科杂志》1996:34（5）309-314）。多年来的临床经验显示，若正确使用儿童生长标准，父母对孩子的生长可放心得多，而且懂得如何安排饮食营养。

生长标准图分男性生长标准图和女性生长标准图。生长指标包括体重、身长（2岁以下）、身高（2~18岁）、头围、身体质量指数。标准图（见第12页A君生长曲线图等）是以3、10、25、50、75、90和97百分位曲线来显示。意思是让大家能与同龄、同性别的儿童比较。由矮至高，或由轻至重排列，倘若排第50百分位的，就是属于中间位置，也就是说，身高或体重属中等。但要注意的是，100个人中只有一人属于这位置，另外49人低于此位置，而另有50人高于此位置。无论是高于或低于第50百分位，都是正常的，即使在第10百分位，意即排在第10位，都可以是正常的。只是，若偏离第3或第97百分位愈多，有问题的几率则愈大，必须寻求医生的帮助。请记住，全香港地区3%的人都是生长在第3百分位或以下的。2009年香港地区全年共有8万人出生，按定义有3%，即有2400人的出生体重低于第3百分位！

此外，还有第二性征的发育阶段，在身高曲线图（例如第14页的两幅图）中用横线和圆点标示，表示每一年龄到达该阶段的人数。

在婴儿的成长过程中，把他所处的百分位的位置（书中用红色X表示，例如第12页）用线连起来，就成了曲线，一般来说，生长会沿着某一百分位线发展，但出现偏离的情况亦有很多。若在百分位线上跨上跨落，则需要查明原因，但多数时候都不是因为疾病，无需担心。

特别在这两个年龄阶段：第一，6个月左右时，体重的发展从婴儿期的受母亲影响，自我调节至自身的遗传轨迹；第二，在青春发育期，不同个体的身高出现较大差异，这些都是正常的。在年龄方面，两岁以下的用月份显示，2岁以上则以小数年龄显示（1年＝10个小数字，例如：5.8岁）。

把父母的身高、体重标注在坐标上的18岁（书中用＜表示，如第14页的两张图），便知道父母的身材在群体中处于怎样的位置。当然，成人在18岁后再长高的概率较低，但体重却可以在18岁后继续增加（例如变肥胖），所以婴儿的身长是比较容易反映父母遗传因素的。父母一方若身高位于第3百分位，婴儿的身长及成年后的身高都可能会在第3百分位。那么，若体重在第3百分位便是合理的，属于胖瘦适中，只要没有其他病征，这种生长形态是完全可以接受的。

应用生长百分图不难学会，以下案例可让家长练习一下。由于婴儿早期需要频密监察，所以在年龄坐标（0~24个月）用了半对数刻度，以致图中间格的长度在0到1个月之后是逐渐变小的。同时，在同一版面上同时标有体重、身高和头围的曲线参考标准，有利于儿童生长的评估和向家长解释。

1.4 案例分享┃婴儿生长模式

1.4.1 肥胖婴儿

A君出生时3.1千克，接近50百分位，两个月时重7.2千克，身长61厘米，体重已超出97百分位，是出生时的两倍多。按20世纪70年代儿科教科书的说法，婴儿的体重达到初生时的两倍需要6个月；若按香港在20世纪八九十年代的数据，则只需要四个月；而A君却只用两个月。这样的快速生长有好处吗？研究证明，这是没有好处的，只会增加患肥胖、高血压及心脏病的风险。那为什么现今的婴儿如此高速生长？A君是完全用配方奶粉喂

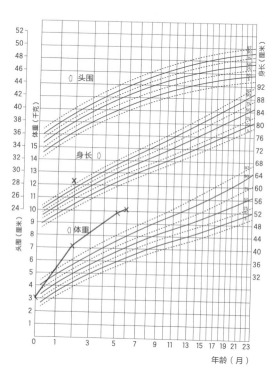

A君（女孩）生长曲线图

养的，究竟是因为父母强迫她饮用太多奶，奶粉中含有某些成分使她特别容易肚饿，还是因为她在胎儿期习惯多吃呢？这些可能性都存在，值得注意。

无论如何，A君两三个月大时，出现了不愿饮奶的情况，但没有其他病征。这时父母不用害怕，因为A君正在自我调节胃口，使生长速度慢下来，恢复至比较正常的范围内。身长位于第97百分位的她，体重同在第

97百分位，是很合适的。

1.4.2　9个月体重跌至低于第3百分位

B君身长一直位于第3~第10百分位，出生时重2.75千克，9个月体重跌至稍低于第3百分位，于是引起恐慌，母亲立即加了高热量配方奶粉。

结果，B君吃固体食物的胃口大降，睡眠质量也不好。当母亲停止任何添加饮品，只喂母乳或初生婴儿配方奶粉，同时在煮稀饭①时注意搭配，用低盐而不是完全不用盐，以及用适量的植物油后，B君胃口好转，也变得开心快乐。她妈妈身高152厘米、体重42千克，都在第3~10百分位，明显B君遗传了妈妈的身材。

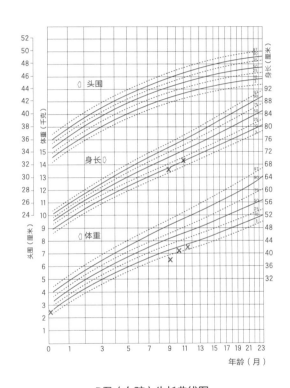

B君（女孩）生长曲线图

① 稀饭，广东、香港地区称"粥仔"，也可称粥。

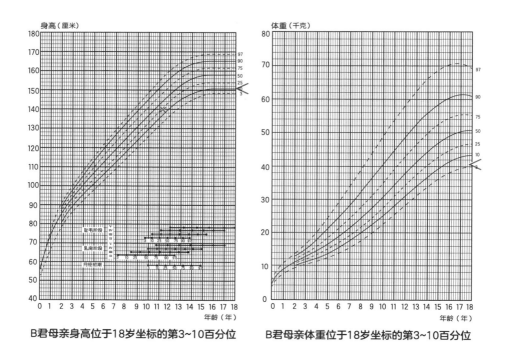

B君母亲身高位于18岁坐标的第3~10百分位　　　　B君母亲体重位于18岁坐标的第3~10百分位

1.4.3　中等或偏小身材

　　有些人不但难以接受婴儿生长在第3百分位线，即使是在25～50百分位也不满意。因为父母喜欢与其他高于50百分位甚至高于97百分位的来比较。又或者，是其他外人不能接受那些位于50百分位或以下的婴儿！有时关心的问候话语往往令父母感到很大压力："你的婴儿这么矮小，她吃的奶会不会不够营养？"奉劝各位朋友，不要随便向初为人父母者说这类的话。

　　C君自出生起便完全吃母乳，可是到了三四个月时，母亲实在忍受不了亲友的评语，怀疑自己真的奶水不够，很不开心，几乎想放弃完全母乳哺喂，加入配方奶粉，甚至考虑完全转用配方奶粉。幸好，她及时得到医护人员的肯定和支持。今天C君已两岁多了，父母都庆幸没有改变初衷，成功地把最好的食物——母乳给予女儿，她的健康状况比其他同龄人都好，极少患感冒发烧。

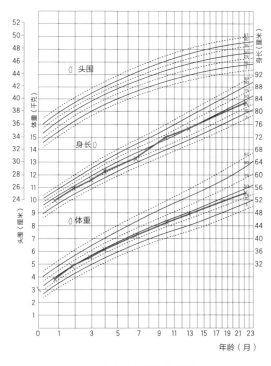

C君（女孩）生长曲线图

1.4.4　先天性疾病导致发育不良

　　孩子因患病而体重远低于第3百分位是可以理解的，即使放弃母乳改用奶粉也未必能改变，直至病得到根治才能恢复正常。

　　D君患的是严重先天性心脏病，出生时3.2千克，之后便一直增重不佳，两个月时体重已是位于第3百分位，并有越来越低的趋势，自然，他看上去明显很瘦，但没办法，改为高热量饮食也于事无补，直至到了13个月大，做了心脏矫正手术，体重才开始攀升。由于他身长在第3～10百分位，体重若能沿着第3～10百分位线发展，也会胖瘦适中。

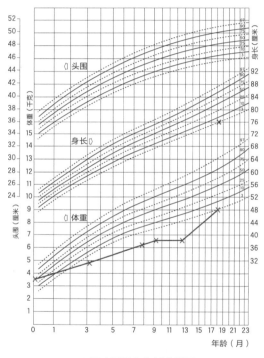

D君（男孩）生长曲线图

1.4.5 第4～6个月内生长缓慢

E君饮用配方奶粉，初生时3千克重，继而向上在百分位线攀升，至两个月时约6千克重，位于第75百分位线，是初生时的两倍。接着他胃口下降，而体重亦向下滑落至1岁时的第3百分位线。可以理解，在3～12个月间，父母并不好受，硬想儿子多吃些，也有尝试转食高热量奶粉，结果儿子常常口臭（表示他消化不来），也容易发烧感冒。但实际上，他身长一直沿着第3百分位增长，因此对于他来说，体重在第3百分位才是最合适的。结果当父母接受了此现实，轻轻松松地让他均衡饮食，不再强迫他多吃，他的体重就沿着第3百分位线增长。

原来他妈妈和祖母身高都约150厘米，体重约40千克，都位于18岁的第3百分位上。换句话说，他在最初两个月的生长异常迅速，可能与饮用配方奶粉有关。沿着第3百分位生长才是他的遗传给予他的适当生长速度，父母可以早些乐于接受。

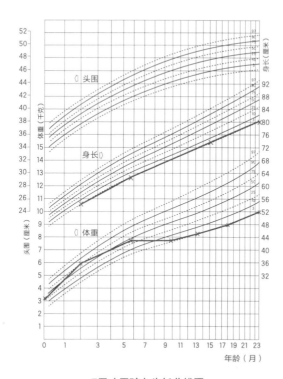

E君（男孩）生长曲线图

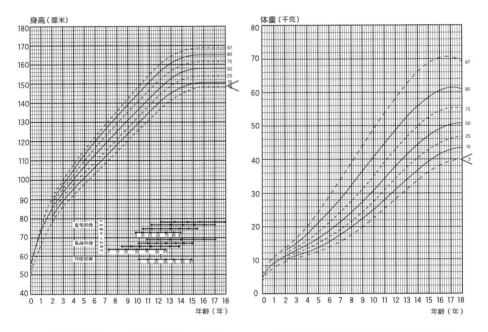

E君母亲身高位于18岁坐标的第3百分位　　　　E君母亲体重位于18岁坐标的第3百分位

1.4.6　母乳不足以致生长缓慢

　　女婴（YU），初生体重3.24千克，全母乳喂养，但母亲一直等到她一个月大时才带她到诊所作检查，那时她只有2.94千克重，比出生时还要轻，明显有问题。当喂哺的技巧改善后，婴儿体重回升。一个半月重3.72千克，三个月重5.04千克，5个月重6.78千克，超过出生时的两倍。可见，喂哺母乳最困难的是婴儿初生阶段，所以若喂得不好，生长缓慢会在第一个月内出现（而不会是在第4～6个月）。

1.4.7　遗传性矮小

　　倘若父母非常矮小，也会造成婴儿的生长轨迹在最初两年明显沿百分

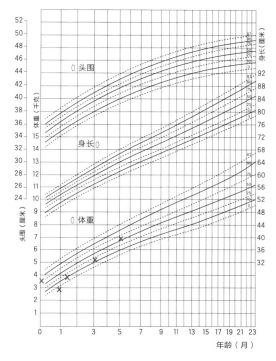

头围

身长

体重

头围（厘米）

体重（千克）

身长（厘米）

年龄（月）

YU君（女孩）生长曲线图

位线下滑的情况。

　　F君出生时2.9千克重，完全母乳喂养，三个月时重5.3千克，接着增重速度就下滑，到了9个月，体重已是低于第3百分位，只有6.5千克重。

　　虽然在这时候，他已开始吃固体食物（本来即使母乳不够，吃稀饭可以补救，何况在最初三个月完全喂母乳期间，增重完全没有问题），可是父母却听到不少声音，包括专业人士，责怪她仍然用母乳喂哺，劝说她加奶粉，停母乳。幸好母亲坚持，到了两三岁时，便很清楚地看到体重仍稍低于第3百分位；到了7岁，开始重多了，而高度一直只是低于但平衡于第3百分位。这种生长形态完全符合遗传性影响的特征，原来她母亲只有

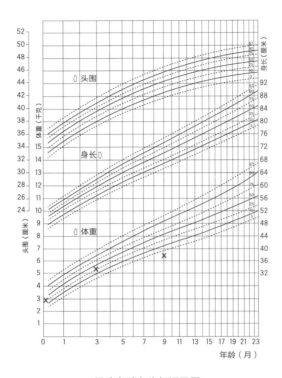

F君（女孩）生长记录图

147 厘米高，稍低于第3百分位，即是说，F君继承了母亲的矮小身材。做了骨龄，证实了她成人后身高与母亲相近。今天母亲很自豪地说，幸好她当日坚持没有放弃完全母乳喂哺，现在女儿非常健康，很少像其他同学经常患伤风感冒！

不过，做女儿的和做母亲的都承受了不少委屈。在学校，同学经常问女儿，为何你这样矮？又说："与你做了几年同学，你也没有高！你这样矮，做什么也没有用，因为别人看不到你！"她告诉老师，老师安慰她说："每人都有不同，你虽然矮，但有其他优点，努力吧！"有一次，某家长在女儿面前批评母亲说："你一定是重男轻女，看，你小的儿子比姐

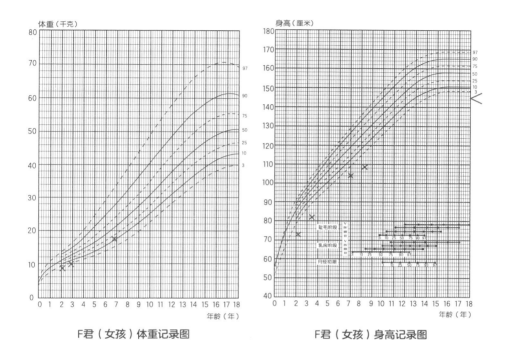

F君（女孩）体重记录图　　　　　F君（女孩）身高记录图

姐还要高，你应该给女儿吃多一点。"

　　这位母亲边叙述这些辛酸，边流眼泪！幸好，她也会为女儿做点心理辅导："不要怕，你很有价值。父母很爱你。"于是，我也提议她下次可以对女儿说："舌头长在别人身上，你不能控制，但你可以决定信不信，你也可以选择记不记！而且你要找机会跟老师讲：'身材矮小不是缺点，而是特点。'女儿身材似母亲般矮小，儿子身材似父亲般中等，希望老师也跟其他同学讲解，学习接纳不同身材、不同样貌的同学（包括读写障碍、身体残障等）。"母亲听后，便释怀了。

1.4.8 遗传性头大

　　G君在个半月大时就被发现头大，头围刚超越了97百分位，有人担心她脑积水，要求她做超声波检查。在等待结果时，父母都非常担心。其实，如果看看父母的头围，就很清楚这完全是遗传，爸爸头围59厘米，位于18岁的97百分位，看上去，父女俩的头型完全是一个模样。她没有任何脑压增加的症状。及至12个月，头围仍是刚超越97百分位，没有攀升，进一步证明这是遗传而来正常大头。不用说，超声波结果当然是正常的。

　　可见，父母的身体数据对于判断婴儿生长是否正常是十分有用的。婴儿的生长形态往往说明了他如何继承了上一代的特点。婴儿后天最需要的是爱心培育。如果可以的话，母亲应尽量完全母乳喂养至婴儿6个月，不要轻易因对生长模式有何误解而放弃母乳喂养。但愿大家都能享受初为人父母的轻松和乐趣，不要再因来自他人的不当评语而烦恼。

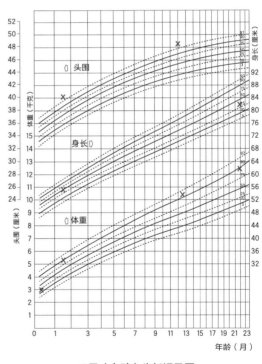

G君（女孩）生长记录图

1.4.9 其他

　　婴儿生长不良，也可能是真的营养缺乏（Protein-calorie malnutrition）或虐儿（Psychosocial deprivation）所致。

前者多发生在贫穷的地方，譬如母亲放弃母乳喂哺，只用奶粉，但因为奶粉贵而用少了量，那当然会营养不良；又或者因饮用水不洁而造成婴儿患肠胃炎，无论急性、慢性都会影响孩子生长。在香港地区，此类案例甚少。

至于因父母关系恶劣导致忽视了对婴儿的照顾，亦影响婴儿饮食营养和生长。香港地区此类案例亦很少。

1.5　案例分享｜儿童生长模式

从两岁开始遗传的生长轨迹会较为明显，每个人都是独特的，受孕那一刻已决定了身材。

1.5.1　女儿似父亲，儿子似母亲

有一位22个月大的男孩子，重9.28千克（刚低于第3百分位），高77.5厘米（刚低于第3百分位），妈妈说："儿子出生时身体不差，有3千克，之后吃奶粉，三个月开始胃口变小，每餐只吃120毫升；一岁后，每日三餐奶，每餐200毫升出头，另两餐稀饭，但只吃两汤匙，生长像停顿了似的。"两个月前，妈妈辞去工作，全职照顾孩子，很是用心，还把奶粉减至每天只有睡前的180毫升奶。结果初见成效，日间吃饭的胃口增加了，一天三餐，饮茶时还可以吃两个叉烧包。可是，身长、体重并未因此而改变其百分位，甚至慢慢下滑至低于第3百分位！而当时3岁的姐姐却一直生长在第25百分位上，爷爷、奶奶责怪媳妇不会做饭，使孙子儿时长不好，影响他的将来。

随后，有人向父母建议打针——打增高针。父母上网查看，原来生长不好可能是生长激素缺乏，要注射生长激素，或者是甲状腺不足，需要服食甲状腺药物，若不及时医治，后果严重。可见母亲的压力何等巨大。

她在陈述时，差点儿掉下泪来，期望着医生检查后确诊，开出灵丹妙药，把孩子变高、变重。

其实他所需要的检查并不是抽血，治疗也不是打针、吃药。只要深入了解其父母身材、发育史及儿子的饮食习惯，便有答案：女儿似父亲，小儿子似母亲。

首先，要明白，孩子的身高、体重大部分遗传自父母，他父亲高167厘米，属25百分位，母亲高146厘米，低于3百分位，父母亲发育时年龄属于中等。所以大女儿似父亲，生长在第25百分位上，小儿子像母亲，要生长在第3百分位上。只是在怀孕时母亲营养太好，儿子出生时体重有3千克，接近25百分位，这样，他必须在第一年内将生长速度减慢，以致能到达第3百分位以下。这个内置的"指挥"，使他三个月后胃口下降，吃奶减少。一岁后，仍让他吃三餐奶，稀饭、吃饭的胃口自然更小。对于他来说，他吃得很舒服，并无被疏忽和被虐待的感觉，反而他感觉到周围家人的气氛颇为紧张。

一个身高在第3百分位的孩子，体重在第3百分位很正常。身高别体重①处于第50百分位，属不肥不瘦，只是个子小，也是正常。有病当然要医治，但没有病就没有必要用药，否则会弄巧成拙。

实在有太多的例子，父母硬要把小个子催谷，结果成了小胖子。又

---

① 身高别体重：又称"身高的体重"，是梁淑芳医生根据1993年的香港儿童生长调查结果，将0~18岁人群的身高、体重数据，按身高的不同水平，每隔5厘米或10厘米，分成小组，计算其体重的分布，取其百分位然后画出曲线图（见第36页图）。其功能是评估儿童的肥胖和消瘦。肥胖的标准：身高别体重的中位数×120%及以上；消瘦的标准：身高别体重中位数×80%及以下。中位数即第50百分位数值。

或者得了情绪病，不只母亲而且孩子也有，那又何苦呢？父母需要达成共识，两代也需要达成共识，一起了解儿童生长的自然规律，接纳孩子因为遗传因素而致个子小。个子小不是坏事，也有他独特的长处，饮食同样要均衡，进餐时要轻松愉快。

1.5.2 11岁女孩全班最矮

一位太太带来她就读五年级的女儿美兰，严肃地说："我女儿的同班同学在过去几年中陆续都比我女儿高，现在她是全班最矮的。听说政府可提供服务，使矮的变为高的。希望及早得到此服务，免致延误。请你给我转介。"

美兰11.4岁，高140.2厘米，位于10～25百分位，重34千克，位于25～50百分位，无论高度、重量都在正常范围内。为何担忧？与班中40人比较是最矮的，不等于与100人比最矮呀。即使是最矮的，也不一定有病，只是若相差得太远，患病的几率就较大。很多父母喜欢主观判断。当然高与矮是相对的，即使甲比乙矮，乙比

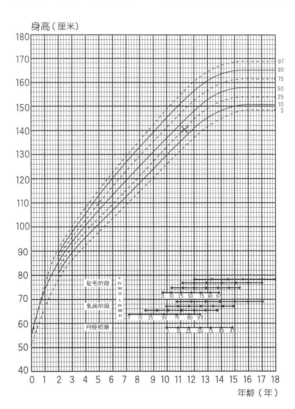

美兰身高在第25百分位

丙矮，但甲、乙和丙都可以在正常范围内。硬要把一个正常高度的孩子用药物使她高些，需要吗？值得吗？

检查后，发现美兰已开始了乳房发育，按下去还有点儿痛感，说明她将会在半年至一年内迅速增高，两年后将有月经初潮，成年后会在50百分位以上。她妈妈身高146.7厘米，低于第3百分位，而爸爸身高165厘米，位于10～25百分位。看来女儿长大后，会较像爸爸的百分位，比妈妈高。以1993年的调查资料，未满10岁的女孩子，有一半已开始乳房发育，而美兰却在11岁才有乳房发育，说明她的发育比平均年龄晚了些，也就是说，她有更多时间继续增高。

很多班里的女同学，已进入了高速生长发育期，美兰才觉得像被别人甩得越来越远。香港地区现今所采用的生长标准的根据是1993年的调查数据，当时已有不少肥胖青少年。从1993年至今，青少年肥胖与营养过剩更为严重，他们可能发育得更早，比一般人更早达到成年高度。

目前，10～12岁儿童正常身高的差异越来越大，使位于中下高度的人更觉得与中上高度的人相差很多。经过解释，美兰的母亲便放下心头大石，快快乐乐地接受了现实，回家为女儿即将踏入人生的另一阶段进行适当的教育和引导。

1.5.3 生长激素缺乏

生长激素缺乏会影响身高而不是体重。患者在5岁以前身高仍在正常范围之内，只是在5岁以后，增高变得越来越慢，医生若怀疑孩子患有此病，会用6个月时间观察儿童身高的变化情况，如果低于标准，便做进一步检查，如照X线看骨龄，有需要时，便要验血。若得以确诊，便需每天打针，或每星期打6天，一直打到十几岁至开始发育。在香港地区，学生保健服

务确保每个小学生能够接
受身体检查，过矮的学生
便会被转到儿科做跟进治
疗，所以父母亦可放心。
至于有些人利用注射生长
激素把原来个子矮小的变
得高大些，这做法不无争
论，必须慎重考虑。

　　真正缺乏生长激素
的孩子的确会很矮。就像
伟奇，他13岁时看似一个
6岁男孩，13.4岁时身高
115.4厘米，远远低于第3
百分位。X线照手腕和手
测得的骨龄只有4.4岁（
正常范围应该是年龄加减
2岁）。内分泌的检测证
明他缺乏生长激素，所以

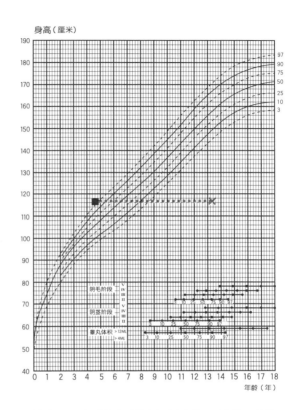

伟奇13.4岁时身高（X）远低于第3百分位；骨龄
（■）只有4.4岁

他获得公立医院儿科专科的治疗。每天打生长激素，连续打了7年，到了20
岁，身高是163.6厘米，在第10百分位，与正常人无异了。如果要计算，所
用的针药费用总共高达70万港币左右。幸好，他的治疗是全免费的。

　　孩子患生长激素缺乏，要到13岁才被诊断实在太迟了。生长激素缺乏
症多是与生俱来，六七岁时表现出明显的生长缓慢，经X线及验血即可确
诊。但只因当时还没有1993年的"香港生长标准"，更没有学生健康服

务，所以才长时间被忽视。

今天，医生一旦发现孩子身高稍低于第3百分位，一般都会先考虑是否与遗传有关。若有需要，便会继续跟进，甚至转介，所以请父母不用担心。记着，从定义上，3%的正常儿童、青少年都会生长在第3百分位或以下，只有那些远远低于第3百分位的，又不似是因为遗传所致的，才需要特别的检查。

1.5.4　9岁男孩，全班第二矮

一位移居美国的太太，带着她9岁的儿子罗拔回到香港，寻求治疗他"过矮"的问题。

在美国，看了几位医生都说是遗传：既然父母身材不属高大，孩子身材不属高大也算合理。可是，母亲心里总觉得当地医生只是敷衍她，没有深究其事！于是趁着回港探亲，继续求诊。

为什么这位母亲如此担忧？"这几年，他都好像没有增高一样，怎么办呢？我可以做什么帮他呢？""在美国这环境里，人人都高大，他这样矮，怎样竞争？"

问罗拔是否介意自己矮，他说并不介意，班里有一位男孩比他还要矮。

罗拔9.8岁，身高126.5厘米，体重30千克，以香港地区的标准不算矮，却有点儿过重。他的身高在第10百分位，也就是说，在100个同龄男孩当中，他比10人高。他爸爸高174厘米，属中等高度，接近第50百分位，而妈妈高151.5厘米，属偏矮，在第10百分位。弟弟4岁半，高度属中等。很多人说，表面看来，似乎弟弟将来长大了会似爸爸高，而哥哥则会比爸爸矮。难道罗拔真的是遗传了妈妈的偏矮身材吗？

其实，孩子的身高真的受遗传影响很大，但除了遗传上一代成年的身

高外，还会遗传达到成年身高的年龄，即发育的时间（Tempo of growth），一个早熟的少年会看似比同班同学长高得快，但亦很快便完成高速生长（Growth spurt）而停顿。反之，一个晚熟的少年虽然看似没有同班同学们长高得快，但当其他人已完成增高时，他才出现高速生长，甚至到了18岁还在增高。结果，成年后就不再属于矮小了。

罗拔正是这种生长模式，何以见得？他父亲本身就是这样——长高较

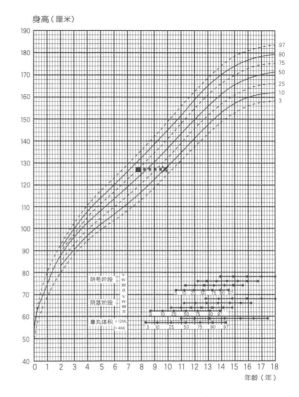

罗拔（男孩）9.8岁时身高（×）在第10百分位；骨龄（■）为7.8岁

晚，他在十八九岁时还在增高。再者，以X线照手腕和手可以判断骨龄，亦即反映成熟速度（Rate of maturation）或发育时间。以他9.8岁的年龄，骨龄只有7.8岁，即是说，他比别人多有两年时间去追赶，也解释了为何在过去两年间，母亲觉得他高得很慢。他将来一定不止于现在的第10百分位身高，并可能接近爸爸的身高，只是弟弟遗传了母亲较早的成熟速度（母亲的月经初潮是11岁，早于平均的12岁半），所以没有出现高得慢的现象。

可见，要明白孩子的生长趋势，我们必须掌握父母的身高（百分位）及发育年龄（女的表现为月经初潮年龄，而男的表现为高速生长的年龄）。有时甚至连父母双方亲戚的有关资料也要掌握。偶尔也有案例中孩子的生长模式是似叔父或阿姨的。

对于罗拔母亲，能够详细向她解释，以至她明白虽然目前儿子好像没有长高，但成年后，他将奋起直追，无疑能为她带来一定的释怀。况且，可借助一个程序推算，虽然这程序来自英国，但也有参考价值：按计算，他将会高达168 厘米，与父亲差距不太大。

母亲心理压力的来源

以上都是一些理智的、科学的分析，但面对罗拔母亲，以上的解释似乎还是不够。她还反复问，怎样才能高些？看来她需要一点心理治疗，她为儿子身高担忧了好几年，这次还大老远来港寻找答案，可见她所承受的精神压力很大，究竟为何有这么大的压力？她说："在学校，同学们打篮球，两队都不愿意选上罗拔，说他不会赢球，我怕这会损害他的心理。"

为了让她的压力得到舒缓，我首先认同她的感受，她随即泪如雨下，就好像高压锅得到放气一样。她怀疑自己没有给予足够的饮食营养给儿子，同样也受亲戚、朋友们质疑。她怕儿子被同学拒绝做朋友；她怕儿子毕业后缺乏竞争能力。其实，面对这些压力，她极想找到原因去改变儿子的身高。可是，身高是遗传而来的，人的能力不能改。他不是病，不需要治疗。最重要的是，母亲怎样看待她自己，要改的是她自己的态度。在香港地区，她已比10%的女性高，但在美国，她可能属于最矮的，她一定是吃过苦头，才这样恐惧下一代会重演她的经历的苦。不过这个"苦"，可能"心灵上"比"实际上"多。

建立正确的自我形象

她需要一个好的自我形象！她很爱惜孩子，尽心尽力给他们最好的。人的高矮，只应看作是特征，不能看作是优劣。就像奥运选手，高大的代表国家参加篮球、跳远比赛，矮小的则参加举重、体操比赛，各有长处。没有人是十全十美的。每人都有缺点，不需要被缺点吓怕。帮助孩子发挥长处正是父母亲的责任。何况矮小只是特点，而不是缺点。丈夫爱她，包括爱她矮小的特征。同学或同事不爱矮小特征，只因为他们着眼于某些功能上，而不是整体。即使他们要歧视矮小的，也是他们的错，不需理会。一个人的价值，不在乎外表，而在乎内心。

孩子的身高已由遗传决定，即是说在母胎中已有既定的最终成年高度和发育时间，上天的设定自有它的美意。对于孩子的特点，父母要首先学习欣赏和接纳，再帮助孩子接纳自己；父母多肯定和发挥孩子的优点，譬如善良、诚实、勤奋等。要教导孩子谅解其他人对他的排斥，譬如别人不让自己加入篮球队，自己不需要愤怒。可以说："不要紧，我乐意做啦啦队。"反之，若父母经常强调他的矮小可能成为交朋友的障碍，或者胡乱地给孩子吃太多食物，企图为他增高，结果使他变成肥胖，日后被病痛折磨，伴随而来的会是更多心理问题。母亲的角色是很重要的呀，请不要再将注意力投放在孩子的身高和鼓励吃过多的食物上。

遗传性矮小的孩子会从小到大都比别人矮，但遗传性生长迟缓的只是短暂的矮，待发育后会追赶至正常高度。可是若同时具备上述两种因素，孩子在成长时便会显得特别矮，不明此道者会千方百计使孩子吃多些，甚至医护人员会错怪父母和孩子。以下是两个真实案例。

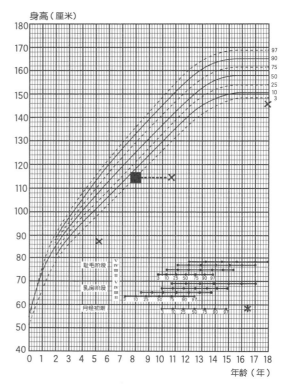

蕙如（女孩）身高、骨龄与月经初潮记录图

案例一 **5岁像2岁**

蕙如5岁时只有10.4千克重，高88厘米，看上去像一个只有两岁的小女孩！母亲重44.4千克（第10百分位），高147.6厘米（第3百分位），父亲重50千克（第10百分位），高167.6厘米（第10～25百分位）。她出生时3.07千克，近25百分位，可以想象，她从初生至5岁，体重一定是在百分位线上向下滑，当然医护人员对她进行了密切观察。可是，无论她怎样改变饮食，也仍然如此矮小。

蕙如智力与同龄相若，只是身高是班中最矮。跟进之下，她10.5岁时，重21.8千克，高115.3厘米，两者都远低于第3百分位。到了这年龄，同班同学不少已开始了发育期高速生长，她的身高更显得特殊。母亲与孩子虽已听惯了别人对蕙如在健康和饮食上的怀疑，但此时，亦有点不安。为了加强父母的信心，儿科专科医生替蕙如做了内分泌检查，证明了她一切正常，排除了甲状腺功能不足或生长激素缺乏症。但骨龄只有7.8岁，比年龄少2.7岁。即是说，她比别人多有2.7年时间去增高，也是说，她发育会比别人迟两三年。原来她母亲月经初潮是16岁，比同龄同学迟几年。即是说，她母亲本身既是矮小（高度位于第3百分位），也是迟发育者（属于最迟来经的3%人群）。

如此推算，蕙如会持续一段时间比同班同学矮很多，直至月经来了，成年后才会像母亲一样高。事实正是如此。十多年后，她20岁，高148厘米（第3百分位），重40千克（第3百分位），月经初潮在16.5岁，她正在大学念书，成绩也不错呢。最高兴的是她心理上健康，能接纳自己。

报告这个案例的目的，是希望类似的婴幼儿和儿童不会为此而被看作有病或营养不良，由于这些案例多有家族史，他们反而较容易被亲戚接纳。譬如蕙如的母亲，她四兄弟姊妹及父亲都是矮小的，而蕙如的父亲，七兄弟姊妹中有三个是矮的。不要以为现代的营养比上一代好，矮小程度必定会减少，遗传因素还是继续存在的，起码在这21世纪仍是如此。

当今营养婴儿食品及其广告如此深入民心，不断迫使父母给孩子过多的饮食，加上身边肥胖婴幼儿越来越多，使特别矮小的婴孩、幼儿及其父母承受了更多压力，如果母亲用母乳喂哺，必定已被怀疑是母乳不足。

案例二 2岁后个子矮多于体重轻

晴晴出生时2.36千克重，比一般初生婴儿轻，9个月大时只有6.02千克（稍低于第3百分位），高64厘米（亦是稍低于第3百分位），心肺及各器官虽然正常，但仍被某些医护人员认为营养不良，建议要多喝奶粉。到了19个月，她重7.5千克，更加偏离第3百分位，高73.2厘米，是低于但平衡于第3百分位。这个时候，不少营养专家各出其谋，试图力挽其体重下降的走势。高能量、

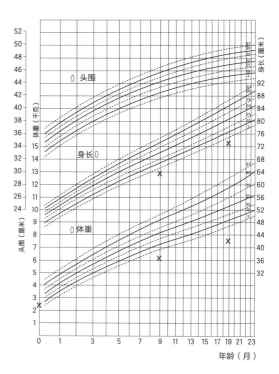

晴晴（女孩）婴儿时期生长记录图

高蛋白质、高糖食品都加进她原来的4餐奶粉和2餐有猪肉、鸡肉的饭，她哪能吃得消！不到两个月，她已病了2次，发烧、肠胃炎、感冒，可是生长速度不见有何改变。

到了3.4岁，她重9.98千克，高85厘米，"矮"的程度比"轻"更多！营养不良又怎会如此呢？营养不良应该影响体重多于高度。晴晴的父母非常疼惜她，绝对不是那些欧美国家常见的情绪欠缺（情感剥夺，Emotional deprivation）而导致的发育迟缓（Failure to thrive）。

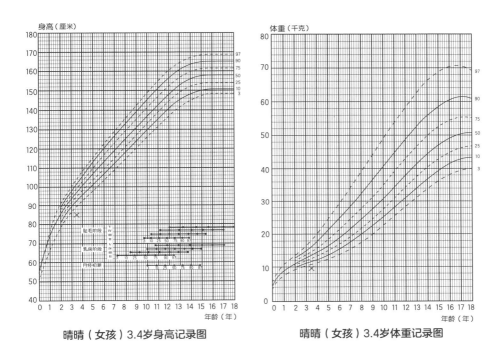

晴晴（女孩）3.4岁身高记录图　　　　晴晴（女孩）3.4岁体重记录图

更不是食品缺乏！她爸爸高160厘米（属第3百分位），重49千克（也是第3百分位），妈妈高160厘米（属50~75百分位），重68千克（属90~97百分位）。如果说遗传，即使像爸爸，晴晴也理应在第3百分位，为何会如此低于第3百分位？原来晴晴爸爸早年也是生长迟缓者，19岁时才高速生长。即是说，在孩童时，他应该是很矮小的。一问之下，果真如此。爸爸一岁时的相片，正是与一岁时的晴晴一个模样，祖母也证实现在的晴晴就是当年父亲的翻版。

　　一切都如此清楚了，请专家们放过晴晴和她的父母吧，不要再说她不正常，硬要她多吃些，更不要说父母做得不好。其实她父母做得已经很好，因为他们清楚地明白遗传是怎么一回事，他们处处肯定、接纳并赞赏晴晴，即使3岁的晴晴与1岁的妹妹有着同样的身高和体重，仍然让她坚守

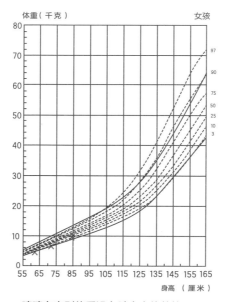

体重（千克）　　　　　　　　　　　女孩

身高　（厘米）

晴晴身高别体重没有跌出中位数的80%

她作为姐姐的位份，只是，在幼儿园与同学们拍照时，晴晴会有点害羞，对于自己的矮小身材觉得不太自然！但愿老师们与家长们都能尊重她这与生俱来的遗传性矮小，不要给她和她父母种种不适当的压力。相反，要帮助她建立自信。晴晴实在是一位娇小、聪敏、活泼的小女孩，她的声音特别可爱悦耳，她更是父母的宝贝。

1.5.6　6岁男孩一顿饭吃2个小时

6岁的顺仔，每晚要花2小时以上吃晚饭。父母眼见儿子将要上小学一年级，需要多些时间做功课，便带他看医生，解决他不愿吃饭的问题。

原来，他是家中独子，从小便吃饭吃得很慢，母亲最初很有耐性地逗他，但久而久之，她形容自己的容忍已到了极限，虽然是做全职主妇，却表示宁愿上班，不愿在家看着儿子吃饭的样子。为此，父母特意请了一个

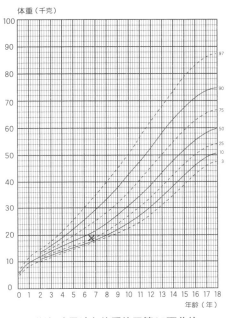

体重（千克）

顺仔（男孩）体重位于第25百分位

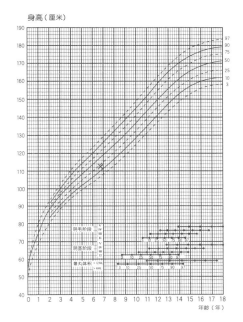

身高（厘米）

顺仔（男孩）身高位于第25百分位

外籍佣工，专服侍儿子吃饭。倘若父亲早下班，他必亲自喂儿子吃，因为他特别有耐性，吃饱了，便与儿子玩耍。

究竟，父母要求儿子吃什么？是一碗饭，其中包括一大块肉。起码一块猪扒这样大的肉，其余是饭，有时在食物中放些糖，加强吸引，但儿子总是把食物放在口中，不咬，也不吞，含在口中。结果，就磨着时间，直到家长认为吃够为止，父母怕他吃得少会营养不良。检查顺仔后，很惊讶地发现他竟然满口烂牙（不是几只，而是全部）。这是长时间把食物含在口的结果。他6.8岁，体重18.5千克，位于第25百分位，身高114厘米，亦位于第25百分位，无论身高别体重还是身体质量指数都在正常范围内，身材绝对正常，哪里有营养不良的表征？

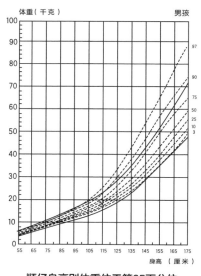

顺仔身高别体重位于第25百分位

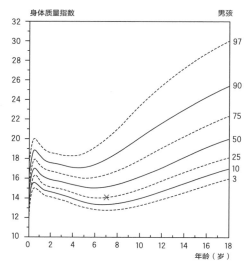

顺仔身体质量指数位于第25百分位

儿子为何不表示自己已吃饱，不想再吃？其实，他的行为（含食物）已经表明，只是家长不愿接收这信息，换了其他孩子，一早已表现反胃、呕吐、哭闹，这孩子实在太温顺了。

他吃早餐的时间很紧迫，父母让他吃半碗面便上校车，午餐在学校吃，晚餐便有充裕的时间让父母灌输营养。父母并不觉得一大块肉是太多，更觉儿子太瘦，希望他长多点肉。

为什么有生长标准参考，身材指标在正常范围内，父母仍不满意？这正是一个21世纪在香港地区很普遍的现象。肥胖小孩越来越多，他们的父母或祖父母都不觉得有问题，反觉得他们好看。很多身材位于50百分位以下、第3百分位以上的却被看成是有问题。为什么如此颠倒黑白？再不改变这观念，香港儿童肥胖问题只会一发不可收拾。即使不肥胖，像顺仔已有健康问题，牙齿严重受损，将来更可能有心理问题。父母可能因为孩子的饮食而经常争执，说不定妈妈迟早会患焦虑症和抑郁症。

倒不如，我们都顺着天意吧。首先，不要求孩子比同龄孩子重，再者，不要求孩子吃大量肉。若以健康为重，成年人每天最多吃二两①肉，小孩子又怎能一餐吃超过二两！父母准备食物要重质。例如，以植物性食物为主，并让孩子自己决定吃的量！吃一顿饭绝不需要超过半小时，他的生理需要只有他自己最清楚，对饮食数量的需求即使在同龄人中也是因人而异的。还有，孩子的需要什么是优先？爱是最重要的，无疑，顺仔父母非常疼爱他，实在难得的是父亲花很多时间陪伴儿子，亦一起玩乐。这是值得肯定的，不过，要爱得恰当，不要溺爱。他需要自信。让他勇于表达自己已经吃饱，而他的感受能备受尊重很重要。他的烂牙问题非常严重，比他的瘦对健康的影响大得多，何况他根本不算瘦。

1.5.7 吃饭时咳嗽

又有另一位小朋友，两岁多，从初生至6个月时，增重快，看上去还有点肥胖，自一岁开始，便明显瘦下来了，当然体重仍是在正常范围内（25百分位），可是母亲尽一切办法要他吃多些，想要挽回较重的身材。近日，他咳了几星期，起初妈妈以为他的感冒长时间未好，但与医生讨论后，发现他其他时间都没有咳，只有吃饭时，吃过一半后便咳。我悄悄问孩子："你当时还想吃吗？"他微笑着说："不想！"这就很清楚了，原来他扮咳。幸好，这孩子心理还正常。他一向开心调皮，对我也信任，否则没有这么容易真相大白。

亲爱的父母们，请你们欣然接受孩子已饱、拒绝继续吃的信号吧。但愿父母都能在爱中享受平静、喜乐，而不是焦虑，奉劝各位接受孩子的特质，包括身材吧！

---

① 一两相当于37.8克。

1.5.8 吃得少，母女同哭

女儿出生时足月，重3千克，早期完全以婴儿配方奶粉喂养。第一年的健康不太差，胃口不大，只是有点湿疹。一岁时做健康检查，被发现身长、体重都在第3百分位上。于是被转介见营养专家。该专家建议母亲加高蛋白、高热量奶粉，跟进了一年，身长、体重仍然依着第3百分位，令母亲担心的是，女儿吃饭菜的胃口越来越小，而且皮肤瘙痒越来越厉害。

原来女儿第一年由奶奶照顾，吃的粥可能没有什么味道，女儿吃很少便拒绝，于是奶奶把食物全打烂，强迫她吃。后来，第二个女儿出生，母亲请了外佣，指导她在家煮饭，大女儿曾吃多了一点，但很快爱上了鲜牛奶，一天4次，其他食物都拒绝，但非常活跃。有专家对母亲说："两岁的女孩应该每天吃1350千卡！"母亲说："我怎样计算，我女儿也没有吃那么多。但是我千方百计也无法使女儿多吃饭菜。有几次，怎样也不能迫使女儿多吃，我觉得非常心酸，抱着女儿一同大哭。"

一般来说，一杯240毫升的奶，提供160千卡的热量，4杯就有640千卡，连同其他少量的饭菜、面包、饼干、水果可能只有800~1000千卡，离1350千卡相距甚远，难怪母亲的心情像掉进谷底一样。为什么本身是疼爱儿女的母亲，竟然为了喂食而至精神崩溃？为什么用餐本应是开心快乐的，却变成愁云惨雾？

这几年来，类似的案例非常多。我实在感到心疼！这些案例都是反映了很多民众对婴幼儿饮食的误解。究竟为什么有这么多的误解？为什么现代医学不是帮助母亲开心快乐、有自信，帮助孩子吃得开心、吃得健康，反而使母子都经常被指责！

误解一 | 把第3百分位的体重看成营养不良

定义的本意是有3%的正常孩子，体重都在第3百分位或以下。身高在第3百分位的孩子，重量也在第3百分位最恰当不过。身高别体重的参考图非常有价值，因为这可以说明她的身高别体重在第25百分位上，绝对属于正常范围。只有身高别体重在第3百分位或以下时才需担心。另外一种计算方法，是在第50百分位的80%以下才被定为消瘦（Wasting）。这时才需要补充蛋白质和热量。在21世纪的香港，极少有消瘦的情况。在哪里才有呢？在部分发展中国家里有，而且很多时候，他们没有足够的食物，想吃也没有，连活动的热量也没有。不只小孩不够吃，成人也不够吃！

案例中的女孩经历了一年的强行补充高蛋白、高热量奶粉后，身高、体重仍在第3百分位，实在又一次证实她的身材本该如此，并不是吃不饱所致。原本的食物也没有缺乏蛋白质和热量。一个智力正常的孩子不会让自己饿着却不吃的，而且不够热量怎能活跃呢？事实上，很多食物堆在她前面，最后都要被倒掉。应该庆幸她没有把所有堆在面前的食物都吃进肚子里，否则她会种下肥胖的种子。相信有不少5岁以上的肥胖儿童，在过去几年中都默默接受过"多吃一些"的鼓励。

误解二 | 两岁的孩子需要每天摄入1350千卡的热量

如果这是真的，那么很多香港的孩子都要被强迫成为肥胖儿童了！学术界里所谓的"热量的需要量"，存在很大的争论与漏洞，各个国家或地区都有自己不同的见解及建议量，对于两岁的孩子，世界卫生组织（WHO）和新加坡的建议量是1350千卡；中国台湾地区是1200千卡；日本则为1000千卡。

根据香港中文大学在1984—1986年所进行的饮食生长调查，证实两岁孩子的热量需求为平均每天1000千卡，而标准差是±300。如果说正常范围是中位数±2个标准差，也就是说，400～1600千卡之间都可以是正常的！不过由于饮食并不呈正态分布，所以用百分位分布图更为合适。

不要以为这群幼儿营养不良，因为后来的跟进观察证实，他们在5岁时已有明显的超重或肥胖，且伴有血胆固醇含量偏高，说明这群2岁儿童营养足够甚至有余。倘若把他们的热量摄入量定为1350千卡，那将是我们的大灾难：儿童肥胖人数将大幅增加！另一方面，大批的母亲将会像案例中的母亲那样，因为孩子拒绝进食而在心理上大受创伤。而且，这种心理问题可能会扩展至整个家庭——为了孩子的饮食而夫妻不和、婆媳不和、父母与子女不和，甚至产生很多的儿童行为问题。

请注意，人生中遇到的很多事情我们无法避免，但上述事情都是可以避免的。满有爱心的儿童工作者和家长们，不要轻视儿童饮食与成长方面

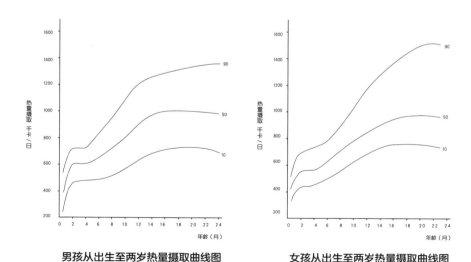

男孩从出生至两岁热量摄取曲线图　　　　女孩从出生至两岁热量摄取曲线图

的正确知识。只有如此，才能抵挡似是而非的言论，帮助父母和子女建立自信，促进家庭的和谐。

经过我的详细解释，这位母亲才释怀，不再责怪自己，并明确自己不再期望女儿体重超越第3百分位，只是希望女儿饮食均衡健康，开心快乐，不再有湿疹瘙痒。如果女儿只需每天800千卡的热量，那么吃过4次奶，便再没有胃口吃其他食物，所以最好停止喝鲜奶（很多湿疹都与喝牛奶有关），只管每天三餐供应美味、多样、以植物性食物为基础的饮食吧！

父母的饮食也应大致如此。女儿与父母一同吃，一同享受，吃多少则由她自己决定。最初或许她不太愿吃，但久而久之必定成功。特别是因为刚有了妹妹，做姐姐的，可能希望重返婴儿角色，以争取父母的呵护。父母需要照顾好这种心理，多用赞赏鼓励，肯定她作为姐姐，已在很多方面超越了妹妹（包括吃固体食物这一点），最重要的是父母还很疼爱她。

1.5.10 儿童肥胖

一位女孩（LA），父母上班，外婆全天候照顾。出生时2.8千克，喝母乳加奶粉。两岁时，外婆觉得她胃口小，吃得少，常常找医生给她开些开胃药。到了3岁，体重已明显超标，重21.5千克，高104厘米，身体质量指数（BMI）[①]19.8。她不喜欢吃蔬菜，饭量也小，但喜欢吃糕饼、汽水等零食。到了4.2岁，体重增至27千克，高110厘米，BMI值22。到了5岁，体重更增至34千克，高119.4厘米，BMI值增至23.8，更明显地肥胖，却仍然每天喝牛奶，也常常吃芝士（奶酪）汉堡。外婆对此却无动于衷，只说她不算吃太多，已叫她减少喝汽水了，完全没有为孙女积极减肥的意愿。到了8岁，女孩的体重已有48.5千克，身高136.3厘米，BMI值

---

① 身体质量指数（BMI）=体重（千克）/身高（米）^{2}。

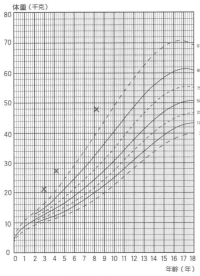

LA(女孩)体重记录图

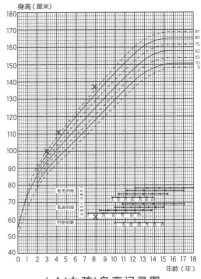

LA(女孩)身高记录图

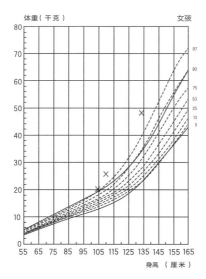

LA（女孩）身高别体重记录图

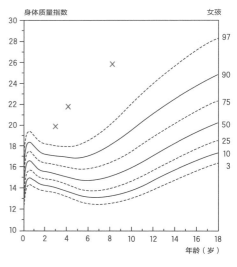

LA（女孩）身体质量指数记录图

26.4。这时，妈妈才下令女儿不许喝汽水、少吃小食。妈妈以为这样做便可让女儿减肥。虽然我想向外婆建议如何帮助孙女控制体重，但是外婆已转身离去，说："她已没吃什么了！若再吃少些，便营养不良。"

这个案例十分典型。肥胖的基础在5岁前便已形成，原因是自小不断催谷。肥胖儿童的家长很多都不太愿意去改变孩子的这种生活习惯，而孩子自己当然还未感觉到自己身体有任何不适。

生长线一直显示她自3岁开始，体重便超过第97百分位。而身高别体重指标也一直超越过重/肥胖警戒线，即平均数的120%。香港BMI图亦显示从3岁开始其BMI值已是高于第97百分位。

一位男孩子（WO）在7岁时还不算肥胖，但后来由于学业压力太大，导致情绪不稳，经常吃零食，煎炸的、甜的都有。到了11岁，他明显

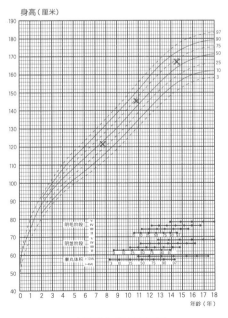

WO（男孩）身高记录图

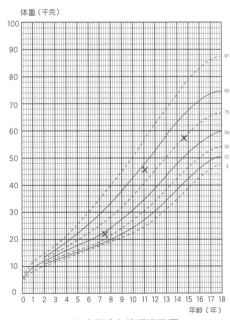

WO（男孩）体重记录图

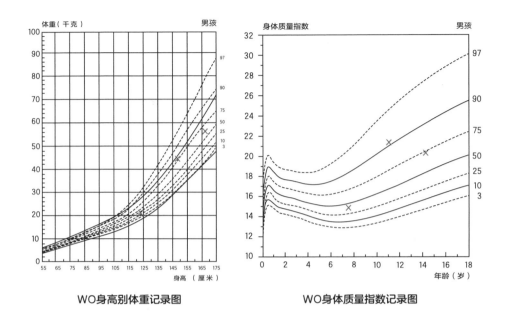

WO身高别体重记录图　　　　WO身体质量指数记录图

胖了，虽然身高与体重都在百分位线向上攀升，但似乎体重升得较多，身高别体重图中显示最为清楚，11岁时已到达警戒线。随着年龄增长，他在老师及家人的劝解下，情绪慢慢成熟起来，自己也主动想要控制饮食和增加运动。结果到了14岁，他明显瘦了，身体质量在百分位线上回落，而在身高别体重表上已离开了警界线。在身体质量指数图上亦可见在百分位线上的变化。

1.6 青少年生长模式

1.6.1 不要把身材独特误解成营养问题

2008年8月，中国举办的奥运会吸引了全世界的目光；2009年12月，香港地区又举办了东亚运动会。当我们看到参赛运动员时，可曾留意到参与不同项目比赛的运动员，身材都有其独特之处。号称中国飞人的刘翔，身材高且瘦；跳高的精英也是这样；举重健将都是矮而健硕；体操和跳水运动员则属中等而偏瘦的身材……这充分体现了不同的身材有不同的优点，发挥个人的独特之处正是培养一个运动员的关键所在。绝不能说高而瘦的就是营养不良、饮食热量不足；也不能说个子矮的就一定是长期营养缺乏。

曾有科学家把人的身材分为三个类别：Ectomorph（纤瘦型）代表瘦削；Endomorph（肥胖型）代表腰身较粗者；而Mesomorph（肌肉型）代表不肥不瘦。而现实中每个人的身材就在这三个类别之间。

以成年人来说，纤瘦型者的BMI接近18.5，而肥胖型则会接近23。若是成长中的儿童及青少年，用身高别体重的分布更能体现：纤瘦型最低，最高的是肥胖型，而肌肉型的在中间。而这些身材自小已显露了。所以，把生长标准看成一个正常范围而不是单一数值是非常重要的。

这种身材往往会遗传自父母，所以每当要判断儿童的身材时，必须同时掌握父母身材的资料（划在18岁坐标上）。生长标准0～18岁的来源统一，便能看出"遗传密码"。

对于儿童、青少年不同的身材，应予以肯定、接纳并发挥其长处，正如训练参赛的运动员一样。可是，不明此道理的人，可能会为孩子和家长带来不必要的压力和忧虑。

一位13岁的男孩，高160厘米（第90百分位），重37千克（稍低于第50百分位），身高别体重位于第3百分位，这正是一个标准的纤瘦型身材。他健康好动、快乐、成绩好、饮食均衡，可是做体检时被判断过瘦，被劝要吃多些！于是，母亲便开始到处了解什么食物可以增肥，甚至考虑是否要让他多吃肉？多吃甜品？多用油煮食？但她知道这些都不是健康的饮食，心中很是矛盾。而儿子正值青少年期，对于别人对自己外貌的评价特别敏感，常常问父母："我真的是太瘦了？"父母恐怕他因此而发展为有自卑心理。其实，这男孩遗传了父亲的身材，绝对没有营养不良！

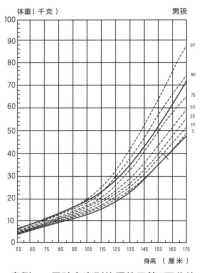

案例一　男孩身高别体重位于第3百分位

案例二 肌肉型

另一位10岁的女孩高136厘米，稍低于50百分位，重33千

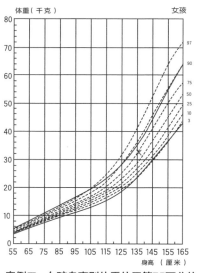

案例二　女孩身高别体重位于第75百分位

克，在50～75百分位之间。体检后，她对母亲说："护士说我矮了点，却重了点，妈妈，我真的肥胖吗？"母亲带着女儿，担心地问医生："真看不出她肥胖呀，肚腩也没有！"这时医生向她解释，原来护士用了中位数值比较，她身高与体重都在正常范围，身高别体重在第75百分位，绝对没有过重或肥胖。妈妈说："现时的女孩子对'肥胖'一词甚是敏感，到处都说要瘦身，真怕她以为自己肥胖而错误地瘦身！"

案例三 由肌肉型变成肥胖型

一位12岁的女孩，活泼可爱，享受学校生活，与父母关系良好，一直都在班级中排队时排最前的几名。无论家长抑或学校老师都习惯了她的身材。有一天，她接受了健康检查。护士说："她太矮，必须增加进食，使她高速生长！"甚至要她每日一杯高热量奶粉配方，持续半年！听话的她，当然照办。结果在半年内，她的身高由12.3岁时的132.5厘米，增加至13.1岁的136.3厘米（速度为每年4.75厘米），而重量则由28千克增加至35千克。从百分位曲线图表看，她本来身高、体重都低于第3百分位，经过催谷后，身高仍然低于第3百分位，而体重却已进升至第10百分位。再看身高别体重图表，她是从第75百分位升至第90百分位，直逼过重/肥胖的警戒线！而BMI亦从原本的第25百分位升至50～75百分位。即是说，过去的半年吃得太多了！长高不成，反而出现过重/肥胖，再不收手，便会变成矮矮肥肥的样貌，那时，要瘦身减肥将会更难。

正所谓增肥容易减肥难。究竟是哪里出了问题？本来她是肌肉型身材，身高、体重都在同一百分位线上，都是偏低；偏低的程度是身高大于重量，这表示绝对不是营养不良、热量不足。参考身高别体重图表便可明了。她矮小的原因有二：第一，是天生矮小，她身高自小已是如此，在

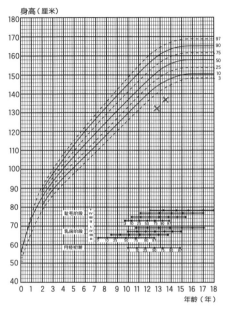

案例三 女孩身高记录图

案例三 女孩体重记录图

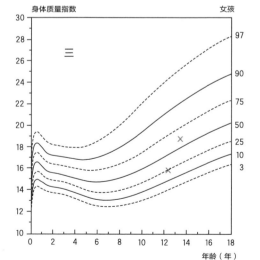

案例三 女孩身体质量指数记录图

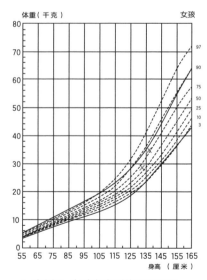

案例三 女孩身高别体重记录图

图表上，她身高一直是低于但平衡于第3百分位；第二，是天生的发育稍迟。香港地区1993年的数据显示，一半的女孩在12.5岁前已有月经，也就是说，都已步入迅速增高的阶段，而这女孩属于另一半，甚至是较迟的一群，发育迟不等于营养不良。每个人的生长有其独特规律，不应拔苗助长而制造不必要的问题。就像这位女孩的过重、肥胖倾向。说不定她血脂也快要超标了。若不及时纠正，后果就不堪设想了。

当整个医学界大声疾呼要预防儿童、青少年肥胖，但却在一些可能算得上是不自觉的范畴内，竟然制造及加剧了儿童、青少年肥胖问题。

最近香港大学公共卫生学院发表了一项调查，说很多中学生错误理解自己的身材，不是瘦的说瘦，不是胖的说胖，无论这错误理解来源于他们自己还是他人的评价，都会不必要地影响着他们的自信和饮食行为，建议家长多参照"身高别体重图"来评估孩子的体型，以免这些错误认知对子女造成不必要的伤害。

1.6.2 乳房发育

最普遍的乳房胀大在婴儿期，一岁以下的婴儿若出现一边或两边乳房肿大，甚至在挤压后出现白色乳液，实属正常，这是由于在胎儿期受到母体女性荷尔蒙（激素）的影响，一般会在两岁内自然恢复正常，不需要治疗。

究竟香港地区和欧美的女孩子谁较早发育？一般人的直觉可能是欧美的早，不是吗？年纪小小身材就很丰满，初中生拍拖非常普遍。可是文献却说亚洲人比欧美人发育早，热带地区的女子又比亚热带地区女子发育早。如此说来，早熟的定义应该因地区而定。但有人却喜欢用外国标准。

以女性月经初潮年龄为例，英国的资料是基于1966年的调查，为13.5岁；荷兰1980年的调查为13.3岁；雅典1979年的调查为12.6岁；香港地区1963年的调查为12.9岁，1993年为12.4岁。表面上香港的最早，但必须注意资料来源自不同年份。

性发育的年龄除了因种族有异，更因营养、饮食而变化。所以，香港地区在30年间，月经初潮提早了6个月，而英国在20世纪90年代也提前到12.8岁。只是因着英国1966年的数据，9岁前只有3%的女孩子开始乳房发育，所以教科书制定了标准：如果未到8岁便乳房发育，加上高速生长，便算是不正常。

这个标准对香港合适吗？根据1993年香港地区的生长调查，3%的女孩子在7岁前、10%的女孩子在8岁前已出现乳房发育，接着就是高速生长，如果沿用英国旧教科书的标准，10%的香港女孩子都算不正常，需要接受检查和治疗。但实际上她们没有病。可见用不适当的标准会给家人和孩子带来不必要的忧虑，也增加了社会医疗费用的开支。何况荷尔蒙（激素）药物比一般药物有更多副作用。

如果我们制定的界线低于第3百分位，那么7岁以前出现乳房发育便可算是早发育。虽然女孩们大部分都是正常的，但也值得为她们做定期检查。既然有香港地区的数据，采用香港标准应该较为合适。

女孩子若在7~8岁出现乳房发育，9~10岁便会开始来月经，那时候该是读小学四五年级吧。父母当然担心女儿能否照顾自己的卫生，还有更重要的是，来了月经亦表示有排卵，有生育能力。为了保证她们在心理上和社交上健康成长，除了性教育外，还需要家庭责任与道德教育，而这些教育最好从小在未发育前已开展。

近年有研究显示，不少香港女孩子在来经时因痛经或月经太多而请病假，看来这与生活习惯有关——多油、多肉、多糖、少菜的饮食，缺乏运动和肥胖。

乳房比上一代早发育

8岁的女孩子蓉蓉，胸前出现变化，父母觉得奇怪，不相信是发育，这也太早了吧！医生检查过后，确定了是乳房发育。1993年香港地区的生长调查显示，10%的女孩子都像蓉蓉一样，在8岁前已开始出现乳房发育，所以她亦算正常。母亲觉得奇怪，自己年少时发育没有那么早，12岁才开始有月经，现在女儿开始青春期发育，即是说可能10岁便会来月经！她说，人家大鱼大肉又肥胖的才会如此早发育，自己女儿很少吃肉，也很少喝奶，也绝对不肥胖，反而是瘦瘦的，个子小（身高和体重在第10~25百分位），真想不到她会这样早开始发育。当问及肉汤时，她说，蓉蓉的奶奶见孙女吃得少，又瘦，所以自小每天都煲猪肉、猪骨汤给她，但每天只给喝一碗，难道这样也不好吗？

蓉蓉的外婆住在乡间，刚巧来港探望女儿和外孙女，她让我们看到两代而且是城乡的饮食差别。蓉蓉的母亲幼时在四川农村长大，父母种田，家里有锅，没有电饭煲，也没有电冰箱，每天吃时令瓜果蔬菜，米先用水略洗，然后蒸饭，淘米水用来灼熟瓜果蔬菜，偶尔用一点猪肉。每年只杀一头猪，猪肉晒干慢慢吃，猪油储存起来，长年使用。猪是自己养的，吃的饲料也是时令瓜果蔬菜和剩下的饭菜，自己种菜，品质好的给人吃，不那么好的给猪吃。虽然有鱼塘，但一年只吃几次鱼。至于鸡，也是自己养的，鸡蛋用来孵小鸡。小孩子生日时才吃一个鸡蛋，节日时才吃鸡，平日没有鸡蛋吃。鸡的饲料是田里的谷物、种子和小虫。鸡养到10~12个月才吃，虽还是小小的，但鸡味浓。香港地区一般吃的鸡，只用两个月便养大，用的是人工饲料，产出的鸡肉味道完全不同。同样，鸡蛋、猪肉的味也完全不同。按蓉蓉的外婆的形容，她认为在香港吃的鸡与猪是"臭"的。

可见，在昔日的乡间农村，全部都是有机种植，农作物与家禽生长慢，但味道好。蓉蓉的母亲幼时以吃植物性食物为主，没有营养不良，月经初潮是香港地区的平均年龄。相反，现在的香港，农畜都不用天然方法饲养，孩子也不吃天然母乳，结果孩子生长得太快。不要以为孩子的健康与生长速度成正比。人工饲料中有什么影响了鸡与猪的生长与味道？除了加速生长的营养素外，还有农药、杀虫剂、抗生素、荷尔蒙等，而这些不单在肉质储存，也在煲汤时溶于汤水中。所以，不要以为少吃肉、多喝肉汤就没有吃到毒素。

何况，现代香港地区的孩子，吃鸡、鸡蛋、鱼和猪肉都比上一代多很多，加上每日喝猪肉汤，健康一定会受损。

中国农村的饮食习惯，相信起码延续了一千多年。除非有天灾导致收成欠佳，否则的话，单吃多种类的植物性食物，营养是足够的。更重要的一点是，外婆仍住在农村，70多岁，健步如飞，而妈妈一直在香港，宁愿多吃点肉食，走几步路已气喘了。可见，除了饮食以外，阳光与运动都有利于健康，这是农村生活给我们的启示。

单纯性乳房过早发育

若在儿童期只出现乳房肿大，而没有高速生长，这种情况叫单纯性乳房过早发育（Premature thelarche）。她们的骨龄正常（在年龄±2岁之内），内分泌的检查也正常。一般原因不明。

亦有学者怀疑此为饮食中有较多的雌激素所致。譬如是打针鸡或是用荷尔蒙催生的家禽（鸡）、家畜（猪、牛）；甚至是牛奶和人工饲养的鱼。近年来，我开始注意这些女孩子的饮食，发现几乎全部都有长期食用过多动物性食物的习惯。

其中一位女孩在5岁时便被发现乳房发育，母亲固然很紧张，怕她很快便会来月经。原来孩子的奶奶自孙女小时起每天熬瘦肉汤，然后用来煮粥煮饭喂她，原因是奶奶觉得她生得矮小，想给她多些营养。其实孩子一向生长在正常范围内，却被认为不够胖，每天都喂以奶粉或鲜奶。奶是高脂肪、高蛋白质、高热量的食物，容易吃饱，那么何来有胃口再吃其他食物？所以饭量小，蔬菜豆腐也吃得少。于是，我建议她改变饮食方式，停喝牛奶，停止用肉熬汤，也减少吃肉，多吃豆腐、蔬果，结果一两个月内乳房缩小了。到了7岁半，乳房又重新胀大了，半年后出现迅速增高。换句话说，此时才正式进入发育期。

均衡的健康饮食不一定要喝牛奶，肉食不需要太多，香港特别行政区政府近年来提倡的两份水果、三份蔬菜，正是强调植物性食物对于健康的重要性。

未有月经的女孩子很少有乳腺炎、乳房肿瘤，不要随便接受抗生素和手术切除。男孩子在发育初期，有可能出现乳房肿大，特别是肥胖的男孩子，更容易混淆乳房的脂肪或是乳腺。男孩子身上也有雌激素，生理的乳房胀大是正常的，也只是短暂的，不需要担心。改变饮食习惯，控制体重才是良方。

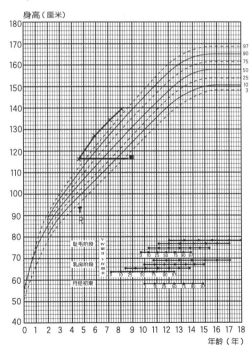

燕芬（女孩）治疗（R）后身高曲线图

性早熟

女孩子在 7 岁（香港地区当前标准）或 8 岁（香港旧教科书标准）前，除了乳房肿大外，还同时有增高迅速和月经的现象，这种情况是患了性早熟（Precocious puberty），必须看儿科专科。首先以骨龄确定早熟的程度，再排除脑部肿瘤导致内分泌紊乱的可能。不过大部分是原因不明，所以叫"Idiopathic"（原发的），只要用适当药物控制其症状便可以。

燕芬2岁时，母亲便发现她乳房肿大了，而且身高长得特别快，到了4岁已是全班最高。看了儿科专科医生，确定她乳房已发育，以4.6岁高117厘米，早已超出了第97百分位，达到了6岁半女孩子的平均高度；以X线照手腕骨，判断其骨龄为9岁，因此无论从实际年龄，还是身高年龄（Height age）来看，都明显是一个性早熟的病例。

这种情况是由于脑垂体过早地发出性发育的信号，使身体的性激素上升。若不治疗，很快便会出现阴毛和来月经，高速生长后便会停顿，结果在成年时变成矮人。所以需要用荷尔蒙药物抑制有关的分泌，使乳房缩小、生长速度放缓，直到正常发育年龄（例如8岁）再停止。当然如果是因为脑瘤造成的，便需要切除该肿瘤。幸好，燕芬的检查结果显示正常，只需每月打针，持续了三年。停止治疗后，她便进入正常的发育。

1.7　国际生长标准

2006年，世界卫生组织推出全新的0～5岁幼儿生长标准，希望全世界统一使用，但事实上，却不一定被所有国家采用。

三十年前

早在1977年，美国国家健康统计中心（NCHS，National Centre For Health Statistics）已发表了第一个所谓的国际生长标准，意在让全世界采用。究竟它有何代表性，能称之为国际标准？

该标准的数据来源，从初生至两岁的部分，来自对美国一个地区（Fels）的210名婴儿（其中大多数是喝奶粉的），在1929—1975年间的追踪与检测。而2～25岁的生长数据，来自1963—1974年间，针对不同年龄组别的3次全国性健康调查资料，调查人数为21000，该数据发表于1977年，所以叫"NCHS 1977"。

积极意义

无可否认，"NCHS 1977"在国际上曾起到积极的作用。

在个别层面，它为一部分没有幼儿生长标准的贫穷国家，提供了一个0～5岁的、画有第50和第3百分位线的体重曲线图，使当地医护人员能尽早把因营养不良而生长迟缓的婴幼儿找出来，并加以提供膳食与医疗。

特别是以下两种情况：其一，放弃使用母乳而使用婴儿配方奶粉喂养的婴儿，可能因奶粉价格高昂而摄入奶粉过少，或因用了污水而患肠胃炎，所以从初生至6个月期间，体重增加缓慢，无法循正常轨迹生长。其二，当母乳喂哺的婴儿6个月大后，家人无法提供足够食物（如遇饥荒），致使婴儿的固体食物也没有足够营养（如只有玉米、香蕉）时，也会导致婴儿增重不足，无法循正常轨迹生长，如6岁儿童身高像3岁。至于长期营养不良导致反复患肠胃炎或感染等疾病的，则会最终影响孩子的身高发育。

在人群层面上，它让不同的国家和地区用同一参考标准，即以"NCHS 1977"作为标准，通过对比身高别体重、体重和身高，计算该地区有多少儿童属于消瘦、低重和矮小。前两者被用作代表短期的热量摄取不足，而后者则是长期的热量摄取不足所致。由于"NCHS 1977"也提供计算机软件，所以在同一时间，很多国家和地区都采用，而且研究结果很容易被刊登在国际医学文献上。

要把"NCHS 1977"接纳为统一的国际生长标准，还存在很大的疑问。首先，0～2岁的数据是否太陈旧？是否有代表性？不同的婴儿饮食模式是否会影响生长？再者，种族的差异不会影响生长标准吗？以Waterloo为代表的一派认为：只要营养足够，所有人都应该生长得一样高，而以James Tanner为代表的另一派则坚持种族之间是存在差异的。

亚洲地区，包括中国、越南、菲律宾、日本等地民众，个子都比美国的小，都是因为长期营养不良吗？20世纪70年代的香港地区就是一个例子：当时有报道指出，香港婴儿长得比美国的轻且矮，全是因为营养不良！英文报纸以"Hong Kong Babies Go Hungry（香港宝宝吃不饱）"为题，强烈批评中国传统饮食中的粥文化！从此，粥里加的鱼、肉、蛋便多起来，而高蛋白、高热量的婴儿食品亦开始大行其道。霎时间，所有东南亚地区矮小的婴儿都被视为营养不良，本土传统食物被看成有问题，非要添加进口的婴儿食品不可！我完全体会错误催谷的后果。错误的判断和饮食在日渐富裕的地区已经使儿童肥胖现象迅速增多。至今，这一趋势仍未得着缓和。

我的医学博士论文恰好讲的就是这个道理。在1984—1986年间生长的香港地区婴幼儿，虽然有些会被"NCHS 1977"标准判断为营养不良，可是这些孩子的饮食已很丰富，蛋白质的摄入量已经超标。家人为孩子所准备的食物，往往都是有剩余的。又怎能说他们个子矮小是因为营养不良呢？

幸好，连英国也觉得不能接受"NCHS 1977"中0～2岁的标准。让我们比对一下香港地区和英国剑桥的婴儿在"NCHS 1977"的标准上是怎样的。无论是香港喝奶粉还是剑桥喝母乳的宝宝，在初生至4个月期间都比美国的同龄孩子生长得快，随后，生长比美国的慢，至一岁（52周）时，都明显比美国的轻，怎样去解释呢？6个月以后，婴儿已不再只吃母乳，而吃固体食物，难道说英国婴儿吃的固体食物不够营养吗？英国人很有自信，没有这样说。即是说，美国1977年推出的国际生长标准，连种族上一致的英国也不会使用。

很明显，早在1929年，把只在一个地区所取得的数据说成是国际标准十分牵强。究竟数据有多准确也难以查考。幸得有英国著名营养学家Dr.Roger Whitehead提出，可能以前吃的奶粉有些问题吧。用人工喂养不是理想的婴儿食品为理由去否定"NCHS 1977"0～2岁数据，算是让美国有一个很体面的台阶下。

不过，在过去几十年间，已有不少国家、地区由于误用了这个"国际标准"，以为自己有很多婴儿在6个月时营养不良，结果在婴儿饮食上做了一些不必要的修正。

更正的方法

经过长时间的讨论，终于，美国进行了一次为期16年、覆盖6个国家（美国加州的Davis、巴西的Pelotas、挪威的Oslo、阿曼的Muscat、加纳的Accra及印度的New Delhi）的研究，选取从初生至6个月、全母乳喂哺的婴儿为对象，进行数据收集，从而提出了以最佳饮食模式为基础的新标准。

这组儿童一直被追踪了5年时间。他们在6个月以后，都开始吃固体食物。工作组当然希望这群标准儿童能采用健康饮食，可是结果只有20%的孩子能做到，以致在体重方面，这些孩子在3～5岁间出现了太多偏重的情况，未能形成一个理想的正态分布标准图。

这一次，除了用百分位外，也用了±2和±3标准差作为范围。由于第3百分位等于−1.881 SD，所以，用−2 SD和−3 SD作图，便更加能多囊括一些儿童的生长情形在它范围内。

当然新的数据比旧的好得多，至少对这6个国家而言，应该乐于应用。至于是否全世界所有国家都应该用，可自行决定，但世界卫生组织仍会称这为国际标准——WHO Child Growth Standards。

至于5～18岁孩子的数据，世界卫生组织没有更新，仍然维持以往"NCHS 1977"的标准，因为那时的儿童已有很多肥胖。他们解释说，在过去30多年间，因为美国儿童（5～19岁）有更多的肥胖，所以就更不合适做生长标准。唯有将新的（0～5岁）数据与旧的（5～19岁）数据融合在一起，用最好的统计绘制技术完成才合适。

世界卫生组织于2007年发表了这个新的"5～19岁国际生长标准"，叫"2007 WHO reference"。重量的曲线图止于10岁，BMI图表更表露了早在40年前，美国儿童、青少年的肥胖已很严重，不是正态分布。

全世界所有国家都会采用这两套生长标准吗？当然不是！不过，世界卫生组织有着庞大的统计计算机技术队伍，在发表"WHO 2006（0～5岁标准）"和"WHO 2007（5～19岁标准）"时，气势如虹，把标准放到互联网上；任何人都可以随意使用。身为亚洲地区的人群，作为参考无妨，但作为标准便要谨慎三思。

身高、营养与种族

营养怎能说是成年后身高的唯一影响因素呢？美国人如今营养如此过剩，成年人也没有像荷兰人那样高，同样也没有美国黑人高。代表美国参加奥运会的篮球队员多是美国黑人，难道黑人的营养更好？北京人也比香港人高，但我们不能因此判断说香港人的营养没有北京人好。全世界的人真的都应像美国人一样高，而成年人不够高只是因为长期营养不良？

中国内地儿童生长资料数据库极其庞大。中华人民共和国成立后，每10年便进行一次大型调查，用了不少人力物力去搜集和分析数据，其结论肯定更符合国情。在2009年，首次发表了中国儿童的生长百分位图表，为该图表提供数据的婴儿中，大部分为母乳喂养（母乳喂养6个月的占79.9%，母乳喂养12个月的占67.7%），这是一个非常好的标准。而香港地区，亦有更合适本地的生长标准——1993年香港地区儿童生长调查（于1996年在国际发表）。

面对国际生长标准，最怕生得矮小的民族自信心受到动摇。

中国有五千年的文化，包括饮食养生，全世界都有兴趣来探讨学习。古今有多少名人身材矮小，但贡献良多，难道他们也营养不良？

春秋战国时期有一位身材矮小，但具聪明才智的人，名叫晏子，代表齐国出使楚国，楚王以晏子的矮小身材去嘲弄他和他的国家，但晏子并没有被吓倒，还表现得非常得体，深得后人称赞。

虽然营养不良会带来生长缓慢和身材矮小，但不是所有生长缓慢和矮小都是营养不良所致。对于个别遗传性矮小的儿童，催谷营养只会给母子带来痛苦。若整个民族都如此催谷，那将会是整体的大灾难！

不过，即使必须采用世界卫生组织或任何国家的生长标准，只要懂得怎么评价个别孩子的生长，都是可以的。需要注意的是，中国与东亚其他地区成年人的身高较美国人及荷兰人矮，所以孩子的身高亦然，千万不要把这种现象误解为营养不良而强迫孩子进食。

在同一群体中每10年或20年重复进行儿童生长调查，有利于检视本地健康教育政策是否已做到，在消灭儿童营养不良的同时，也能预防儿童营养过剩。

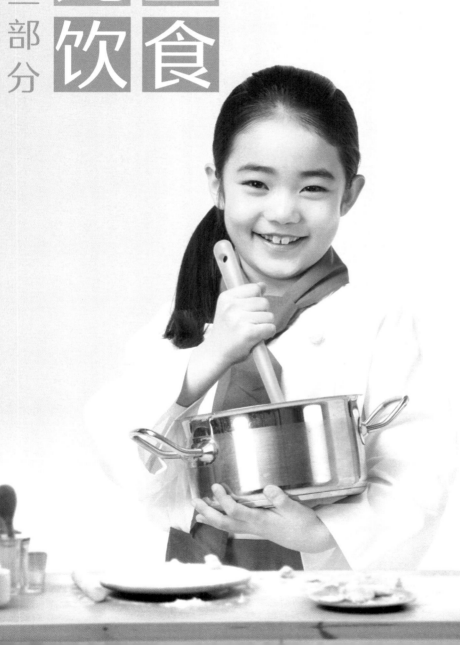

CHAPTER 2

第二部分 儿童饮食

2.1 来自梁医生女儿的分享

儿童健康饮食其实很简单，首先父母应实践健康饮食，做好榜样：以全谷、完整植物性食物为基础。在孩子出生后实行全母乳喂养至6个月，然后逐步添加固体食物，使孩子慢慢适应父母饮食，同时减少母乳喂养，持续至两岁左右便可断奶。

吃得对身体就健康，吃错了，这样或那样的疾病就会立刻或者慢慢出现。现代人的饮食方式受到了多方面因素冲击，已变得复杂，能够返璞归真才是好的。

我实在以我的大女儿为荣，她在培养孩子的饮食方面，不但完全接纳我的建议，而且青出于蓝。她身在美国，全职教书，没有保姆，自己买菜煮饭，生活简单但健康。我只做了她几个星期的陪月，之后都是靠她自己。她得到学校支持，得以告假一年专心育儿。当然女婿也很好，下班后分担育儿与家务。

以下是她与读者的分享：

我是Hilda，是家中长女，从小由妈妈看顾，儿时患的湿疹，因为按照她饮食方面的指示而得到痊愈。

我的孩子两岁半了，刚刚断奶。一个晚上，他温柔地跟我说："妈妈，不吃奶奶了。"两年半的母乳喂养的路途就这样走完了。

为成功哺乳做好准备

生孩子前就已经希望能完全母乳喂养。因为妈妈是梁淑芳医生，所以我对母乳的好处认识不少。但是我也知道并不是每个妈妈都能成功，听说有很多可能会让妈妈们放弃的因素。因此，为了增加自己的成功率，我在产前看了不少母乳喂养的书，看了很多哺乳知识和喂奶姿势的介绍。妈妈建议我参加本地的国际母乳会（La Leche League，LLL），是免费的。我从怀孕8个月开始参加他们的聚会，认识了其他喂母乳的妈妈们，大家分享挑战与成功。当遇到困难（例如：半夜很累想放弃、很疼、孩子哭、要上班等），资深导师都积极回答，找方法让妈妈继续喂养。我觉得能跟喂母乳的妈妈和支持母乳喂养的人交流很重要，我曾上网乱看，甚至跟无知的医护人员聊，大多的建议都是：不要再喂了，可以转奶粉了。只有跟理念一致的人交流，才会增加成功率。

对我来说，母乳喂养5大好处，从小至大排名：

1. 免费。省了不知多少奶粉钱！

2. 方便。不用冲奶、洗瓶。

3. 减肥。人体产奶每天需用掉几百卡路里的热量。不用运动，只要喂母乳就能坐在沙发上减肥。宝宝5个月时，我就回到产前的43千克了。当然吃纯素也是主要因素。孩子断奶了，我还加了几斤！

4. 营养最好，不会过敏。母乳对宝宝脑部和身体的发育最好。还有，宝宝从没有皮肤过敏、消化不良。

5. 亲密关系。能每天拥抱骨肉是福气。

克服困难 努力尝试

第一个月最困难。生产时因为遇到一些创伤，所以宝宝刚诞生，我就被送到重症监护室（即ICU病房）住了24小时，期间不能喂宝宝。第一个星期母乳不够，用了一点奶粉，也有好友相赠的母乳（她是一个上班的妈妈，用吸奶器，有多余）。到第二个星期，自己的奶够了，却疼得不得了。我是自然生产孩子的，一点止疼药也没用我亦能忍受，但第一个月的喂奶痛楚我却受不了。有母乳协会的导师怀疑我的宝宝舌根太短，但是我不想带宝宝做切舌根的手术。所以我第二个月改为完全用吸奶器，把母乳放进奶瓶，然后用奶瓶喂养。这样一是没有那么疼了，二是可以看见奶量越来越多，颇有满足感。不过，晚上和凌晨每两三个小时需起床吸奶20分钟，然后喂奶半小时，累死了。还有奶瓶呢，每天都要消毒，很麻烦。有一天，宝宝看着我，把舌头伸了出来，伸得很长啊，好像告诉我舌根不短，结果，泵了一整个月后，我再次试一试亲自喂养。宝宝已经习惯用奶瓶，要改不容易。但是我看La Leche League的文章，看遇到过这个问题的妈妈们如何让宝宝重新吃母乳，我就按照他们的方法努力尝试。两个星期后，我没有再用吸奶器了，完全亲自喂养。整天抱着宝贝，他要吃就让他吃，吃完就抱着他一起午睡。晚上起来两三遍，一直到孩子两岁半。能感受母乳喂养的亲密关系，太幸运了。

添加固体食物

这一方面比较容易。我和丈夫主要吃纯素，偶尔吃点鱼肉。宝宝从胎里一直到吃母乳，都习惯了素菜的味道。宝宝6个月大时，妈妈来美国看我们，为宝宝做糙米粥、小米粥、红薯等，非常受宝宝欢迎。每一餐吃一点就好，无须强逼他多吃。我们从来没用过那些所谓婴儿食品。我知道只要宝宝一直吃母乳，营养必定足够。我的责任只是给他介绍一下各类蔬菜、谷类、豆制品等等。还有，所有宝宝都天生喜欢模仿大人。他看见爸妈吃豆腐、吃整条芥蓝，他就自然想模仿我们。我们吃什么他就吃什么，生活很简单。这个吃纯素、吃母乳的宝宝生长没问题，都在第25百分位左右，与我和丈夫的高矮成正比。他现在两岁半了，跟我们一起吃饭。除了辣的、酸的他不吃以外，我们吃的东西都一样。

宝宝与父母一起睡。晚上宝宝起来两三次，半醒中吃5～10分钟的母乳再入睡。我躺着喂奶，吃完再入梦乡。早上喂一会儿才上班。他在育婴所吃固体食物。下班后抱着他喂奶。宝宝一看见我下班，就立刻用手语说'奶'，表示他想念妈妈。睡前吃一顿才睡觉。毕竟与宝宝密切共度了一年，突然上班一整天不能抱他亲他很伤心。晚上能跟他睡在一起，喂母乳时拥抱着他几次，母子都幸福。

新手父母的最大感受

1.吃的简单，纯素为主

从小就听妈妈对儿童饮食生长的教导，生了孩子后亦常常参考她的书。怀孕时，我没有大鱼大肉，吃得很简单，以纯素为主（但偶尔也忍不住吃了几次海南鸡饭）。生了孩子后，我没有喝什么炖汤，吃什么补品，所以没患乳腺炎。我一直吃素，奶量一直充足，孩子一直吃奶吃得饱，孩子长得很好，很健康，没有湿疹，性格温顺。

2.寻求正确知识，善辩坊间的错误信息

孩子6个月时做身体检查，一位美国著名大学的儿科医生跟我说："他6个月大了，让他哭，让他自己睡一整晚的觉，不用再喂母乳。"这太荒谬了。有母乳而不把母乳给自己的孩子吗？让他自己一个人在黑黑的卧室里哭到绝望而睡觉吗？连所谓著名大学的儿科医生也乱提议断奶，甚至坊间畅销书都鼓励父母晚上不理宝宝，好让自己睡个痛快。想喂母乳的妈妈们在这个社会太容易遇到好心但无知的人。幸而我看了不少有关母乳的书，也知道母乳的好处，也认识别的喂母乳的妈妈，要不然我就会误信那医生而放弃母乳喂养。希望妈妈们能好好准备，坚持理念，走上母乳喂养的幸福路途。

3.如何保证一家人的长远健康

　　如果我不是熟读妈妈关于儿童生长的书，我就可能像很多父母一样，以为宝宝应该越来越胖才好，不断要他们吃肉、喝牛奶。其实宝宝6个月开始就会生长减慢，到了一岁，不会像6个月时那么胖才是正常。妈妈也说过，孩子的口味是很早就学会。如果孩子习惯吃肉吃腻，他以后就很难改。反过来说，如果孩子从小就喜欢吃各类蔬菜五谷，长大了就会选择吃素。我希望孩子长大了，不会患由吃肉而生的糖尿病、心脏病等。我从怀胎时就尽量吃纯素，就是希望孩子日后都以吃植物性食物为主，减少患"富贵病"的可能性。如果每天给他吃冰激凌和汉堡，他一定会很高兴，那一瞬间很爱你，但是他的高兴是短暂的，我不想害了他日后的口味和健康。虽然生蚝、螃蟹、培根、牛排好吃，但是我和丈夫都努力吃素，希望能健康长寿地伴爱儿成长。

2.2 香港地区儿童饮食的转变

　　香港地区民众在过去几十年来饮食的转变，一方面反映了经济上的发展，另一方面亦反映了西方饮食模式逐渐渗透了中国传统饮食，是好是坏，确实需要我们冷静去思考。

20世纪60年代

　　香港地区的生活文化与中国内地息息相关。中国以农业为主，广东省很多地区的农作物品种非常多，人们都以植物性食物为主，吃得丰富，历史上大部分时期都是如此。

20世纪60年代的香港，处于相对贫穷的状态，食物供应不太丰裕。那时候的香港儿童个子较小，体重较轻，这些情况反映在了1963年的生长调查结果上，该调查当时由香港大学解剖学系的教授Prof.K.S.F. Chang负责，孩子出生的年份是1945—1963年，那时的儿童饮食背景为何？两位来自英国并任职于香港大学的儿科医生Prof. Elaine Field和Dr. Flora Baber，写下一本书*Growing up in Hong Kong*，记载了当时母乳喂养率只有68%，其中34%采用完全母乳喂哺，而母乳的代替品是炼乳。

换句话说，香港地区在20世纪60年代早已是偏离了全民母乳喂养；炼乳是牛奶制品踏足香港的第一种婴儿食品，当时还没有奶粉或婴儿配方。婴儿在一岁前便断奶，只吃稀饭。若遇有发烧感冒、肠胃炎等情况，稀饭里的鱼、肉、蛋都会去掉。两位作者认为香港孩子矮小与营养有关，一方面鼓励以母乳育婴，另一方面建议香港幼儿应该每天饮一品脱（约2杯）牛奶，至少持续到5岁。

20世纪80年代

从欧美国家学成归来的香港营养专家，引进了美国的均衡饮食概念，在20世纪80年代初，把食物分为四大类别——五谷类、蔬菜水果类、鱼肉蛋类及奶类，任何年龄（除初生至6个月）缺一不可。意思是说，所有年龄的人都应该喝牛奶，而且要吃多些肉。这种饮食习惯在某些程度上，反映在香港中文大学儿科于1984年开始进行的婴幼儿饮食跟踪调查，当时我作为首席研究人员，发现幼儿所吃的肉比上一代多，很多婴儿一岁以后还喝奶粉，这样的饮食方式导致了儿童期血脂过高和肥胖。所以我提出孩子的饮食要减少肉食，增加植物性食物。

将"四类食物"理解为每一类吃同等分量的误解甚为普遍，所以美国政府在1992年把均衡饮食的概念，改为以金字塔图案来显示，指出不同类别的食物有多寡之分。现在大家都知道塔底是五谷类，然后依次是蔬菜水果类、鱼肉蛋类和奶类，每类都设有每天建议食用量。

不过，仍有人不明白，如果选择肉类和奶类吃足建议量，而五谷类和蔬菜水果类没有吃足，是否也算合格呢？每人胃口不同，吃饱牛排、芝士（奶酪），饮饱牛奶，便再没有胃口吃饭或面包，更何况是"味道稍逊"的蔬菜。结果证明，美国人根据这个金字塔饮食，也出了问题，肥胖症、糖尿病、高胆固醇、心脏病等毛病仍不断出现。

于是，到了2005年，美国把这均衡饮食金字塔改成了一个伞形，表示按照每人的胃口或身体热量需要，按比例进食各类食物。不过对于这个新建议，亦有不少美国研究员及医生反对，认为即使如此，也不健康。就如美国哈佛大学的Walter Willett提出了以科学依据推出的21世纪饮食金字塔，强调五谷类要吃全谷，蔬菜要大量摄入，坚果、豆类需每日吃，鱼、肉、蛋类可以不吃，牛奶则不一定要喝。他还指出美国政府推出的健康饮食金字塔，不完全科学，并揭示政府要照顾食品商人的利益。

20世纪90年代

香港中文大学、香港医管局与卫生署在1993年联合举办了另一次全港性的生长调查，我也是首席研究人员，研究对象在1975—1993年间出生，结果显示，儿童身材与1963年大有不同，而且出现了儿童肥胖。同时，成人的肥胖与慢性病（富贵病）亦陆续出现，有鉴于此，香港卫生署加强了预防医学服务，关注健康饮食，并根据世界癌症研究基金会的研究及建议，提倡每日两份水果、三份蔬菜，一份水果相当于一个中型苹果，而一份蔬菜相当于一碗生的菜，或者半碗熟的菜。除了政府部门，学术界亦在健康饮食方面积极进行研究和推广。

香港地区的特点

除了医学界、营养界影响着香港地区民众的饮食习惯，社会的影响也是很大的。香港地区有很浓的中国传统饮食文化，全国各地的特色菜都传到了香港，特别是广东人，对饮食特别讲究；中医的食疗理念亦有一定影响；加上香港的国际化，各国特色的饮食在21世纪的今天已是俯拾即是。昔日在中国传统社会只有在重大节日才吃的食物，如大鱼大肉，地上的、水里的稀有品种，今天有钱便可以经常吃；即使在别的国家属于当地人偶尔才吃的，例如生鱼片、火锅等亦成为香港人日常的食物。

家长吃什么，子女也吃什么。特别在假日里，一家人更加尝尽美食。有些家长知道自己吃得太多了，不想孩子跟随，便为孩子准备特殊的食物，于是留意有什么婴幼儿奶粉、儿童健康食品，而这些制造商又自称为儿童营养专家，大搞学术活动、教育普及活动和广告。

由于很多家长需要上班，所以照顾孩子的工作便落在家里的外佣身上。她们既不了解中国的传统煮食，也没有太多时间为孩子准备食物，所以很多父母不太安心，加上外佣煮的食物又得不到小朋友的喜欢，所以到了今天，不少已经上幼儿园的孩子，父母都要他们每天喝两三次营养奶粉，希望作为营养上的保障。或者，由于孩子吃很少的饭和蔬菜，为了增加饭的吸引力，有些父母或祖父母便先用猪肉或鱼熬汤，再以汤煮饭。

饮食模式如此转变之下，儿童的健康是比上一代好了，还是差了？可以肯定的是，身材变高大了；但肥胖问题日益严重，其他方面也不一定很好。医疗设施的改善，防疫注射的普及，如果能再配合健康的饮食，应该能为孩子带来更好的健康。

值得注意的是，现在的孩子虽然长得比以前高大，但仍未能与英美儿童一样，如果以为我们再给孩子多吃些，就能使他们如英美孩童般高大，那后果将会更不堪设想。

1995年的北京儿童（1999年发表）还保持着传统饮食，没有普遍喝牛奶的情况，身材已比1993年的香港儿童（1996年发表）高大。香港地区18岁男子比北京的矮3厘米，难道香港儿童的营养比北京差？当然不会。20世纪90年代的香港，儿童肥胖问题已开始备受关注，而且血胆固醇偏高问题也日趋严重。也就是说，在中国这么大的土地，南方与北方的儿童生长都有差异，何况香港与欧美。英美国家18岁男子同样地比香港的高6～7厘米。倘若单纯地把身材的差异只看成是与饮食营养有关，是非常错误且危险的，可能会断送很多孩子日后的健康。

2.3 孩子的胃口太小吗?

带小朋友到诊所看病的家长，有很多表示不满意孩子的饮食。几乎每天都有家长投诉小孩子的胃口太小，这里我们尝试分析一下个中原因。

2.3.1 成年人胃口太大

现代的香港成年人胃口都吃大了，当幼童还未被同化时，很容易被成年人看成是胃口小。试想，成年人吃一个饭盒有饭有菜的食物已能饱足，但很多时候吃的却是大鱼大肉，特别是亲朋相聚时，无论午餐或晚宴，菜单上所点套餐，基本上都远远超过身体基本的需要。无论是动物性蛋白、动物性油脂抑或食用油等，都是超出身体负荷的。出生在20世纪50年代的成年人或许还记得，小时候的饭餐，以米饭为主，其次是蔬菜，鱼和肉都只是少量。香港电视剧《狮子山下》和电影《岁月神偷》亦可反映。随着经济水平提高，成年人慢慢习惯了大吃大喝，于是大肚腩、脂肪肝、睡眠窒息、胃液倒流、心脏病、糖尿病和癌症等便随之而来，所以先要改变饮食的是成年人，不是孩子。

2.3.2 已吃了太多，需自我调节

大人吃过大餐、自助餐或饮宴后，也会感觉太饱，下一餐甚至几餐只想吃很少，孩子亦然。孩子已经长期被催谷了，结果只有两个可能，其一是继续接受被催谷，其二是拒绝被催谷而做出自我调节。

譬如从遗传角度看，体重应该生长在第50百分位的孩子，但由于被催谷已升至第75百分位的，若容许他做自我调节，他会吃少些，重返第50百分位。

那个时候，他便重新出现肚饿感，要求吃食物，一直维持在第50百分位！特别在患病时，容易出现此现象，家人可能却担忧地跳起来说："瘦了！瘦了！"病后又想再催谷。

今天的孩子普遍有一种现象：没有饿的感觉。他们经常除了吃三餐以外，还吃很多零食。这对他们的身体来说，

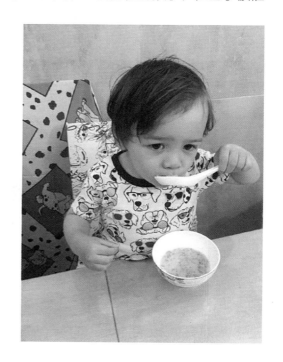

热量、脂肪、蛋白质的摄入都超过了基本需要。有时大人用心做了一顿饭菜，换来的，却是孩子没兴趣吃。我经常问家长："你的孩子有没有因肚饿，催着你要开饭？"通常的答案都是："没有！"

适当让孩子饿一饿，他自然会向你要求食物，这时你若给他最有营养的食物（蔬果），他便会吃了。否则，如果经常吃饱牛奶、鸡蛋、肉食、面包或饼干，怎么会再有胃口呢？

2.3.3 每个孩子都是独一无二的

每个人都是独特的，孩子开始会说话、会走路的时间都不一样，身材、面貌、才干都不一样，所以身高、体重绝不能用单一数据作为标准。同样，食物的多寡，就如每日摄入的热量，也不能以单一数据为标准。

身材较矮小的孩子很容易被人误解为吃得不够；而胃口生来就小的，亦容易被人误解为营养不良，同样制造了不必要的压力和紧张。

我从1984年至1986年追踪了174位健康婴儿，发现他们在一岁时每日热量摄入平均为900千卡，其中有10%的婴儿每日热量摄入量只有600千卡或以下。另外有10%却在1200千卡或以上。那么，一天只吃600千卡，相比于一天吃1200千卡的人，胃口就只有一半。但前者不是病，也不是营养不良，只是个体的差异。

面对那些每天只需600千卡的婴儿，如果有人说，所有一岁婴儿都要吃两次奶，那么，两餐奶已给了他320千卡，剩余所需280千卡又可以吃什么？吃过面包、饼干、水果，只再能吃点粥，菜便被忽略。自20世纪80年代开始，由于有学者太注重钙的摄入量，又强调牛奶、奶粉是钙的最佳来源，所以造成了偏重喝牛奶的风气，导致孩童吃饭菜的胃口减少。只要不喝牛奶，吃饭菜的量便会多起来。

究竟哪种吃法对孩子们最有利？最好以他们的健康为准，而不是迷信数据。我的经验是，很多一两岁的孩子，停止了喝牛奶或奶粉，生病次数会大大减少（当然同时需正确地选择以植物类为主的固体食物）。不怕他们钙摄入不足吗？有不怕也有怕。不怕的原因是几千年来，中国传统就是这样：一两岁断奶。以往我在中山所做的研究，证明骨骼的钙含量不会因此受永久影响，阳光与运动对骨质的影响更大。只要有阳光、运动和蔬菜，到了发育年龄，骨质自会按遗传信息生长至最高点。所谓怕是针对食物的选择方面，如偏爱吃肉、蛋、糖果、甜品，少吃蔬菜，钙的摄入量便可能会过低。饮食不均，便有问题。

2.3.4 切勿迷信国际标准

1985年，世界卫生组织提出一岁婴儿的热量建议量（RDA）为每天1100千卡，即每天要吃以下所有食物或同样热量含量的食物：

奶粉两次，每次8盎司（约240毫升），早晚各一次；稀饭两次，每次一碗；面包一次，每次一片；猪肉一次，每次20克；鱼肉一次，每次50克；西兰花一次，每次50克；胡萝卜一次，每次50克；香蕉一次，每次3/4条；苹果一次，每次半个。

如果这样才是标准，那么在香港地区有大半的婴儿都不达标。若家人给孩子准备了这么多，但他吃不下，自然会被说成胃口太小、营养不足。若这孩子身材矮小，则会更加被说为"因吃得少，所以长得小"。家长向医生求助要求处方开胃药，甚至要求食品商提供高热量婴儿食品，让他小小胃口就可以接收多一点，结果，吃饭菜的胃口便更小。

其实RDA的用意经常被歪曲。它本来只是给准备食物的人一个参考：譬如为一大群一岁婴儿准备食物，若为每人准备含有1100千卡的食物，那无论他们胃口大或小，都可足够一天使用。换句话说，大部分人的热量摄入应比RDA的建议量要少。

2.3.5 顺应自然规律是正道

麻雀与麻鹰相比，前者胃口很小。能否把麻鹰的食物拿给麻雀吃，希望有一天麻雀会变成麻鹰呢？

小鸡在农田里自由自在地慢慢觅食种子与小虫，比笼里只管吃饲料的小鸡吃得少，生长得慢。哪个好？明显地，前者的生长才是正常的，后者是被催谷得太快。你说哪个肉质好？用自然堆肥和用化肥种的菜哪个好？哪个较能保留它原来的味道？

正常的孩子是不会让自己饿着的。何必担心孩子胃口小，倒不如让孩子（一岁以上）先吃最重要的食物——天然的植物性食物吧！

2.4 健康饮食

2.4.1 哈佛大学的21世纪健康饮食金字塔

父母的健康饮食习惯，直接影响子女。

要知道什么食物对孩子的将来最好，就要参考怎样的饮食可以预防癌症和预防慢性病。很多人误以为牛奶、肉类很有营养，非多吃不可。美国的经验值得我们借鉴。

1992年美国提出健康饮食金字塔，试图解决日益严重的肥胖、糖尿病、冠心病、癌症问题，可是随后的十多年，并未见成效。原因是人们虽然少吃了油脂，却多吃了精炼的碳水化合物和动物性蛋白。所以哈佛大学提出了新的21世纪健康饮食建议：必须吃全谷（糙米、全麦、燕麦），大

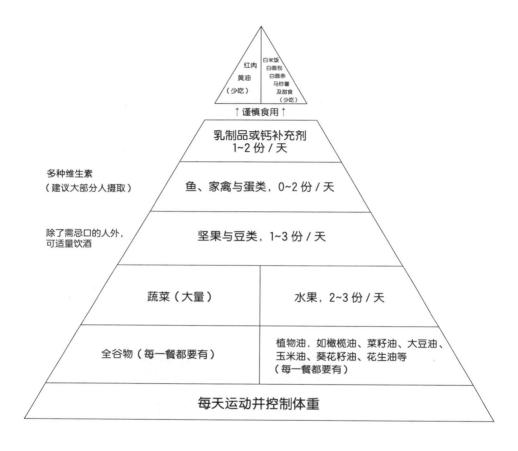

量蔬菜水果，还要吃豆类、种子及适量的食用油；反对每天喝3杯牛奶，因为这样会使人肥胖，同时亦增加患卵巢癌和前列腺癌的风险。况且，很多人喝了牛奶会肠胃不适，所以就删除了"必须喝牛奶"这一项。

基础概念

1.全谷好

谷类要连同外糠、胚芽吃。所以吃米要吃糙米，吃小麦要吃全麦。同样，燕麦、红米、荞麦等也要选天然的、全谷的。

广东人以白米为主粮。白米是把糙米加工，去掉米皮和胚芽，失去了蛋白质、膳食纤维、多种维生素（特别是维生素B和维生素E）及微量元素（硒、锌），所以白米只提供热量，微量元素含量很少，但由于白米（胚乳）较易长时间保存，所以为都市人食用。糙米属于种子，有多种维生素及微量元素，具有生命力，能使肠胃排便通畅，有助于降胆固醇、排重金属、维持饱腹感、预防肥胖及预防老化等。

2.植物性蛋白比动物性蛋白有益

美国有很多研究证明，多吃动物性蛋白（包括牛奶、肉食、鸡蛋）容易诱发多种癌病，包括美国康奈尔大学的Dr. Colin Campbell，他做了大量的实验，并且在广大的中国人群中得以证实。

大家都知道，乙型肝炎病毒可导致肝癌。在动物实验中，发现调校饮食中的牛奶蛋白竟然可以改变动物癌变的程度。高剂量的牛奶蛋白可使癌细胞增长。其他动物性蛋白亦有同样效果。此外，多吃动物性蛋白（不只是油脂）的成年人胆固醇水平会偏高。

不少人认为身材高大是权力与财富的象征。没错，多吃动物性蛋白可能会使人身材魁梧些，可是他们亦容易患心脏病、糖尿病与癌症。但是，如果多吃的是植物性蛋白，则同样可以身材高大但不肥胖，而且可大大减少罹患上述慢性病的机会。

活动量不大的中国人与一般美国人相比，进食的热量（以每千克体重计算）竟然高1/5，而体重却少1/5。从动物实验观察，吃低蛋白的会进食较多热量，但增重却没有那么多，而且主动运动较多，也较少患癌症；吃高脂肪、高蛋白的更容易把热量储存为脂肪。所以，进食低脂、低动物性蛋白、高复杂碳水化合物，即全谷（如糙米、全麦面包）、蔬菜水果，有利于控制体重。

3.植物性食物营养比动物性食物营养更丰富

旧的营养概念只包括碳水化合物、蛋白质、脂肪、维生素、矿物质及膳食纤维。而现代食品科学则发现了植物化学物与抗氧化剂，它们对人体的健康非常重要，对细胞的正常运作，以及防止感染、防止老化、防止慢性病等，都很有用。所以有科学家把食物按总营养（植物化学物、抗氧化剂、维生素、矿物质）评分，最高的100分，最低的0分。结果100分的是绿叶蔬菜，其次是根茎类蔬菜，然后依次是豆类、种子类、五谷类；而糖果、汽水只是0分，全脂牛奶有4分，鸡蛋亦只有11分（表一）。

表一：食物的营养密度（植物性化学物、抗氧化剂、维生素、矿物质）
最高营养密度 = 100，最低营养密度 = 0

100	生绿叶蔬菜 生菜、芥蓝、菠菜、香菜
97	实体绿色蔬菜 菜心、白菜、西兰花、卷心菜、芹菜、青瓜、豌豆、雪豆、刀豆/四季豆、小黄瓜
50	其他蔬菜 红菜头、茄子、菇类、洋葱、番茄、黄或红椒、荸荠、花菜
48	豆类 黄豆、眉豆、扁豆、白豆、黑豆、红腰豆、鸡心豆/鹰嘴豆/三角豆
45	水果类
35	淀粉植物类 胡萝卜、红薯、土豆、南瓜、玉米、栗子、白萝卜
22	全谷类 大麦、荞麦、小米、燕麦、糙米、野米、藜麦
20	坚果及种子 杏仁、腰果、松子、开心果、南瓜子、葵花籽
15	鱼类
13	脱脂乳类制品
11	野味/家禽
11	蛋类
8	红肉，如猪肉、牛肉、羊肉等
4	全脂乳类制品
3	芝士（奶酪）
2	精制谷物（白面粉、白米粉）
1	精制食用油
0	精制糖类

文献来源：*Eat To Live* by Joel Fuhrman,（M.D）. 2003,120-121

同样为填饱肚子，植物性食物可提供较多微量元素（包括钙、铁、镁）、较多维生素（包括维生素C、维生素E）以及较多膳食纤维，而动物性食物则提供较多的动物性脂肪与胆固醇（表二）。还有，吃蔬果要选择当季以及不同类别（表三）和不同颜色的（表四）。

表二：植物性食物和动物性食物的营养成分（每500卡路里）		
营养成分（单位）	植物性食物*	动物性食物**
胆固醇（微克）	–	137
脂肪（克）	4	36
蛋白质（克）	33	34
胡萝卜素（微克）	29919	17
纤维（克）	31	–
维生素C（微克）	293	4
叶酸（微克）	1168	19
维生素E（微克）	11	0.5
铁（微克）	20	2
镁（微克）	548	51
钙（微克）	545	252

* 番茄，菠菜，利马豆，青豆，土豆

** 牛肉，猪肉，鸡肉，牛奶

文献来源：*The China Study*（《救命饮食：中国健康调查报告》）by Colin Campbell,（PhD）. 2004,230

表三：香港地区蔬果类别	
嫩茎、叶、苔、花类	菜心、白菜、芥蓝、西兰花、生菜、苋菜、韭菜、韭黄、芥菜、葱、香菜、卷心菜、绍菜、枸杞菜、西洋菜、空心菜、豆苗、芦笋、菠菜
豆类（干及鲜）	黄（大）豆、红豆、眉豆、豆浆、扁豆、绿豆、蚕豆、豆腐、腐竹、枝竹、蜜糖豆、大豆芽、绿豆芽、青豆角、白豆、玉豆
根茎类	土豆、红薯、胡萝卜、白萝卜、马蹄、粉葛、莲藕、沙葛、洋葱、慈菇、竹笋、姜、山药、芋头、大蒜
瓜茄类	丝瓜、节瓜、冬瓜、青瓜、白瓜、苦瓜、葫芦瓜、南瓜、番茄、矮瓜、青椒
菌藻类	草菇、蘑菇、冬菇、金菇、银耳、木耳、海带、紫菜、发菜
鲜果、干果类	香蕉、大蕉、柑、橙、沙田柚、提子、桃子、李子、菠萝、芒果、荔枝、龙眼、椰子、杨桃、番石榴、西瓜、杏、枣、木瓜、柠檬、苹果、梨、枇杷、草莓、无花果、人参果、甘蔗、蜜枣、红枣、黑枣

表四：不同颜色的植物类食物——彩虹饮食指引（抗癌项目）		
颜色	食物	具色彩之保护成分及其作用
红	番茄、西瓜、番石榴	茄红素：抗氧化，降低前列腺癌风险
橙	胡萝卜、山药、红薯、杧果、南瓜	胡萝卜素：保护免疫系统健康，抗氧化
黄中带橙	橙、柠檬、西柚、木瓜、桃子	维生素C、黄酮类物质：抑制肿瘤细胞生长及解毒
绿	菠菜、芥蓝、羽衣甘蓝菜及其他绿叶菜	叶酸：制造健康细胞及遗传物质
绿中带白	西兰花、球芽甘蓝、卷心菜、卷心菜花	吲哚类、物质叶黄素：排除过多雌激素和致癌物质
白中带绿	大蒜、洋葱、香葱、芦笋	硫化丙烯：消灭癌细胞，抑制癌细胞分裂、强化免疫功能
蓝	蓝梅、黑提子、李子	花青素：消除自由基
紫红	红提子、梅、李子	白藜芦醇：可减少雌激素生产
咖啡色	未经加工的谷物（全谷物）、豆类	膳食纤维：排泄致癌物质

4.最致敏的食物是牛奶、鸡蛋与小麦（即面包、面条）

在现代社会，很多婴幼儿、儿童患过敏症，程度从轻微至严重不等。症状包括：肠痛、吐奶、腹泻、湿疹、鼻过敏、痰多咳嗽、哮喘与便秘。适当的食物调节可令症状减退，说明了某些食物会导致过敏反应。虽然中国北方人吃小麦，但很少对小麦过敏。同样，中国人吃花生，历史悠久，但很少有人对花生过敏，然而欧美人士却容易发生小麦和花生过敏。现在，香港地区随着饮食西化，陆续也出现小麦和花生过敏现象。我个人认为这与整个饮食结构有关。以糙米为主粮，吃大量蔬果的人，患食物过敏的可能性较小。

5.乳糖不耐受：要不要喝牛奶？

对乳糖不耐受是一个普遍的现象，影响着世界上2/3以上的人口。其主要症状是喝牛奶后出现的腹痛腹胀等不适。日本3～5岁儿童有30%~58%对乳糖不耐受；新加坡6岁儿童有86%对乳糖不耐受，10岁以上是100%；在泰国，两岁以上儿童100%对乳糖不耐受。所以建议亚洲人每天必须喝牛奶不是明智的。

6.如何使用油脂才健康？

健康饮食不能没有油脂。因为人体所需的必需脂肪酸，不能由自身制造，可从完整食物中获取。坚果（如核桃）、种子（如大豆、芝麻）、海藻及鱼（但注意鱼类含汞）都含有丰富的必需脂肪酸，它们对皮肤、指甲、脑部神经及免疫系统等都非常重要。另外，适量使用植物食用油可使食物增添美味、增加饱腹感，并可减少以食用大量的精制淀粉类食物（如蛋糕、饼干）和肉类来填补满足感。但请记住，煎炸用的植物油，油脂量太大，而且容易变质，应少吃为佳。氢化植物油（如人工牛油，多用作糕饼制作）都是无益的。奶油比猪油、鸡油更容易令血液胆固醇增加，应尽量少吃。

2.4.2 预防癌症的10项建议

如今在香港，大约每4位市民当中，就有一位曾受癌魔威胁。幸好科研为我们带来了希望，告诉我们通过改变饮食习惯、进行体力活动及维持适当体重，1/3的常见癌症都是可以预防的。

世界癌症基金会在2007年11月发表了预防癌症的10项建议：

建议1：在体重不至于过轻的情况下，越瘦越好

强而有力的证据指出，过量的体内脂肪会增加罹患大肠癌、食道癌、胰腺癌、肾癌、子宫内膜癌和乳腺癌（更年期后的妇女）的几率。超重或肥胖亦很可能增加罹患胆囊癌的风险。

原因是脂肪细胞会释放出激素，如雌激素。特别是储存在腰部的脂肪，会刺激身体制造"生长激素"，此类激素过多亦会增加患癌的风险。

亚洲成年人士标准BMI为18.5～22.9。成年女士的腰围应少于80厘米，男士则应少于90厘米。

建议2：每天最少运动30分钟

研究显示，运动本身就有助于防癌，同时亦可避免体重增加。每天做30分钟中等强度的运动是一个好的开始。但研究指出，更大的运动量有助于避免体重增加，科学家建议我们每天最少做60分钟中等强度的运动。

建议3：避免饮用含糖的饮品，限制进食热量密度高的食物

含糖饮品包括汽水、浓缩果汁（如黑加仑汁等）。白开水永远是最佳的选择。另外，亦可选择清茶。天然的果汁可以算是我们建议的每日5份蔬果的其中1份，但由于果汁含有大量糖分，所以每天最好不要喝多于1杯。

高热量密度的食物包括：零食（如巧克力、薯片和饼干）、加工食品（如汉堡、薯条、炸鸡和大部分的薄饼）等。经常进食这些高糖分、低膳食纤维、高脂肪的加工食物，会导致体重增加和肥胖，所以应限制进食这些食物。

建议4：多吃不同种类的蔬果、全谷物和豆类食物

为了健康，饮食应以植物性食物为主，如五谷类、蔬果和豆类，每餐都应食用植物性食物，并尽量选择全谷。蔬果可帮助预防一系列癌症，包括口腔癌、咽喉癌、食道癌、胃癌、肺癌、胰腺癌和前列腺癌。根据专家报告，含丰富膳食纤维的食物很可能降低罹患大肠癌的风险，这些食物包括全麦面包、糙米饭、燕麦和蔬果。另外，土豆连皮进食是最健康的，并且要选择蒸、煮或焗的烹调方法来代替炸薯片。

蔬果中丰富的维生素和矿物质可帮助提高身体的免疫力。蔬果还含有丰富的植物化学物，可保护细胞免受致癌因素的破坏。大部分植物性食物的热量密度都较低，所以有助于维持健康的体重。我们每天应最少进食5份或以上的蔬果。

建议5：减少进食红肉，以及避免食用加工肉类

有可确信的证据显示，食用红肉（如牛肉、猪肉、羊肉）或加工肉类（如火腿、培根、莎乐美肠、热狗肠和其他香肠等）是导致大肠癌的原因之一。我们不需要每天进食红肉，每星期的红肉进食量应少于500克（以煮熟的重量计）；另外亦应避免食用加工肉类。

建议6：限制酒精摄取量

有可确信的证据显示，酒精会增加罹患口腔癌、咽喉癌、食道癌和乳

腺癌的风险，同时亦会增加男性罹患大肠癌的风险。酒精饮品亦很可能增加罹患肝癌和女性罹患大肠癌的风险。为了预防癌症，世界癌症研究基金会（香港）建议不要喝酒。如要喝酒精饮品，男性每天不应喝多于2杯，而女性则以1杯为限。

科学家正致力于研究酒精如何导致癌症，其中一个观点是：酒精会直接破坏我们的染色体和基因（DNA），从而增加患癌风险。研究显示，饮酒加吸烟对健康尤其有害。

建议7：限制进食高盐分的食物和经盐加工的食物

我们每天应摄取少于6克的盐（2.4克钠），相当于1茶匙的盐，我们实际需要的分量远少于此。目前很多香港地区民众每天都摄取多于6克的盐。常见高盐分的食物包括早餐谷物、面包、即食快餐、薄饼、火腿、香肠、浓汤、薯片和酱汁等，即使是甜食（如饼干）亦可能含有很高的盐分。因此，我们应尽量选用香料、香草、大蒜和柠檬等来代替盐来作调味料。

建议8：不要过度使用营养补充剂来预防癌症

有可确信的证据显示，某些高剂量的营养补充剂有致癌风险。最佳的营养来源是食物，而不是营养补充剂。当然，在某些情况下，你可能需要服用营养补充剂，你的医生（或其他专业医护人员）会在有需要时为你提供建议。

建议9：对于婴儿，最理想的方式是以纯母乳喂哺至6个月大，然后添加其他饮品和食物

喂哺母乳时，母亲的身体会把乳房内遗传基因（DNA）经受到破坏的细胞排出体外，可降低母亲以后罹患乳腺癌的风险。用母乳喂哺的婴儿相

比于用奶粉喂哺的婴儿，摄入过多热量和蛋白质的机会较少，这样他们长大后超重或肥胖的机会亦会较低。最理想的方式是以纯母乳喂哺婴儿至6个月大，然后添加其他食物。

建议10：完成治疗后，癌症幸存者应听从以上预防癌症的建议

越来越多的科学证据指出，运动和其他有助于维持健康体重的方法，例如均衡饮食等，可能有助于预防癌症复发，特别是乳腺癌。然而目前并没有足够的科学证据，可以让我们为癌症幸存者作出整体性或个别的建议。

以上建议亦有助于降低罹患其他慢性病（如心脏病、糖尿病）的风险，所以亦能为癌症幸存者提供裨益。

世界癌症研究基金会是一个慈善团体，完全没有食品商或药品商的经济支持，所以观点算是中肯的。值得一再指出的是，如要吃红肉（即猪肉、牛肉），成人每天不要超过75克。儿童的食量应减半，即每天不要超过38克。

还有其他的饮食建议，都同样说明植物性食物的重要性。

2.4.3 美国责任医师协会的建议

很多饮食建议与推销食品有关。有鉴于此，以美国医生为主要成员的组织——美国责任医师协会（Physician Committee For Responsible Medicine，PCRM）决定要把最真实的数据告诉病人。他们关注饮食与疾病的关系，总结很多前人的研究，证明很多疾病特别是慢性疾病与少吃植物性食物有关。所以，他们把这些资料整理后写成医学生和医生的参考书，也到处鼓励病人和病人家属改变饮食习惯。他们不单讲理论，也讲实践——示范如何把植物性食物配搭得美味、吸引人且营养均衡。懂得配搭素菜，即使不吃动物性食物，也不会有营养缺乏，若每天摄入含维生素B_{12}

的补充剂，便更有保证。不用说，植物性食物所提供的植物营养素有非常充足的防病功效。

他们在1991年提出了每日摄取以下"新四类食物"的建议：

蔬菜类 3份或以上（1份=1杯未煮熟／半杯煮熟的蔬菜）；

豆类 2份或以上（1份=半杯熟豆/120克豆腐）；

全谷 5份或以上（1份=半碗饭/一块面包）；

水果 3份或以上（1份=一个中型水果/半杯水果）。

还有，他们强调吃不同颜色的植物：每种颜色都代表了不同的抗氧化剂（彩虹饮食指引）。最值得高兴的是，很多患肥胖症和糖尿病的病人依照这个建议改变饮食，病情都得到大大的好转。

蔬菜防癌

他们为预防癌症进行营养研究和教育，叫"癌症项目（The Cancer Project）"，出版了一本小册子叫《你孩子的营养——从饮食达到防癌》。内容提到运动与正确饮食同样重要，除了能预防肥胖、心脏病外，也能预防癌症。

越小开始进食抗癌食物越好，饮食习惯从小培养，让饮食以全谷、豆类、蔬菜类和水果类（新四类食物）为基础，便能提供多种具抗癌功效的营养素，包括抗氧化剂、植物化学物、膳食纤维，当然，亦会促进形成健康的体重。

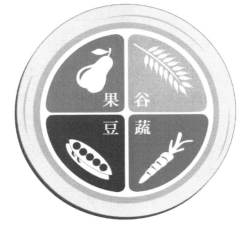

研究证明，素食青少年的饮食含有更高的抗癌营养素，包括抗氧化剂、维生素和矿物质。很多研究都证明素食者罹患癌症的几率较低。

根据美国疾病控制与预防中心的调查，80%的高中学生未能进食所建议的每天最少5份蔬菜水果，而众多研究已证明，蔬菜水果能够减少多种癌症的发生。

标准的美国饮食含有太多的脂肪、白糖和糖浆，缺少蔬菜、水果和膳食纤维，易造成孩子早发育、肥胖和胰岛素抗拒。相反，低脂天然素食能促进形成健康体重，并降低孩子和成人的胰岛素水平，乳腺癌的罹患风险也随之降低。

以植物性食物为基础的饮食方式，是控制体重非常好的方法，它不需要计算热量，且能为身体提供所需的营养素。已有研究发现，素食儿童比荤食儿童较瘦，而且素食被称为减肥的良方。

近年来，更有学者指出，在抗癌蔬菜排行中，排行第一的是红薯，其次是多种绿叶蔬菜，所以让孩子从小吃这些，对于防癌更有保证。本书食谱中有不少含红薯的食谱，希望能引起孩子们的食欲。

牛奶不是必需品

至于牛奶类食物，美国哈佛大学的研究显示，膳食中含牛奶类食品最多的人群比最少或没有的人群，罹患前列腺癌的风险更高。吃低脂乳制品亦未必能解决问题，因为有研究指出，牛奶中的乳糖亦有可能与癌症有关。

牛奶并不是钙的唯一来源，更不是膳食中的必需品，很多植物性食物都含有易被吸收的钙质营养，例如豆类、无花果与绿叶蔬菜等，都是极好的钙营养来源。

事实上，近年有科学家提倡不要进食太多钙，每日500～600毫克已经足够。多吃水果与蔬菜、不吃动物性食物、限制食盐便能帮助身体保存钙质，减少钙流失。

肉类、鱼类要少吃

要防止癌症，最好避免进食肉类，特别是经高温烹调的。经过煎炸的肉类会产生致癌物质多环胺类（多环胺类，亦称杂环胺）。（Heterocyclic Amines）和伤害DNA的物质，与大肠癌有密切关系。直接的烧烤会让油脂滴在火焰上，产生多环芳香烃（Polycyclic Aromatic Hydrocarbon，PAH），而这些物质极有可能致癌。

本来鱼类含有必需脂肪酸Omega-3，可是，太多的环境污染致使鱼类和贝壳类食物含有超过安全水平的汞和环境毒素，如多氯联苯（Polychorinated Biphenyls，PCBS）和二恶英（Dioxins），二者都会增加癌症罹患风险。

日常生活中，很难确定哪些海产是安全的。其实Omega-3脂肪酸（如α-亚麻酸，即ALA，全称：Alpha-linolenic acid）存在于很多植物性食品当中，如蔬菜、豆类、坚果类、种子类和水果类，特别是亚麻籽、大豆（非转基因）、核桃、全谷类的胚芽和来自这些食物的食用油。

2.4.4 地中海饮食

越来越多的研究发现，地中海饮食远比典型的美国式饮食健康，这种饮食其实与中国传统饮食非常相近。

它的特色是：

1. 多吃豆类：豆类食物与长寿有关，每星期最少吃2次以代替肉类；

2. 吃大量深绿色蔬菜；

3. 吃不同颜色的蔬菜；

4. 用初榨橄榄油，而不是加工或氢化了的植物油（含反式脂肪酸）；

5. 吃一些发酵食物，以增加肠内益生菌；

6. 用慢火并配以多种蔬菜去煮肉，避免烧烤肉类，因为烧烤易产生致癌物质；

7. 吃鱼及海产多于肉类；

8. 多用香草作蔬菜配料和调味，这样能增加食欲，吃多些蔬菜；

9. 以坚果、种子和干果作小食，如核桃、南瓜子、无花果干；

10. 以醋代替牛奶做的沙拉酱。

大豆与大豆制品、红豆、绿豆、眉豆、豆角、芽菜等都是中国人常吃的食物。发酵的有豆豉类及酱油类的食物，核桃、芝麻更是普遍用作拌菜、甜品和小食。中国的调味料、香料也是多样的，能使蔬菜味道更好。在国际上，目前已出现多种地中海素食，既美味又健康。

表五：提供100毫克钙之食物			
银鱼干（13克）	豆豉鲮鱼（17克）	虾米（18克）	茄汁沙丁鱼（22克）
花奶（36克）	巧克力（45克）	豆腐（67克）	冰激凌（68克）
白菜（81克）	鲜奶（85克）	豆角（133克）	西兰花（149克）
红豆（155克）	茄汁黄豆（200克）	豆腐花（233克）	橙子（244克）

2.4.5 早期营养影响一生

孩子的身材主要由遗传决定，只要有最佳营养，潜能便会尽显。在孩子生长的各阶段，营养能起的作用有差异。胎儿期与婴儿期特别受影响。已有学者指出，在流行病研究中发现，这两阶段中，营养缺乏会导致成年后易患慢性病。我们中国人的祖先几千年前似乎已经知道这一道理，以至从来都会让孕妇和月子中的乳母吃多点食物。

在以前食物不太丰盛时，此举十分明智。不过如今，食物已经很丰盛，再多吃就可能引发严重后果。目前，妊娠期糖尿病、儿童肥胖、2型糖尿病渐增，都显示现代人已普遍营养过剩。所以为了预防成年后的慢性病，必须从胎儿期甚至母亲受孕前开始注意。胎儿期营养过剩，除会导致出生时体重较重外，还会使婴儿在出生后的几个月内仍然胃口大、增重快。

从受孕那一刻开始，孩子成年后的最终身高与身材，已从父母和家族成员的遗传因素中决定了。婴儿自出生离开母体，这个导向就会慢慢起作用。原本因母亲影响而增重过度的，会出现自我调节，减缓增重速度至遗传应有的轨迹，这就意味着胃口会减小，重量会在曲线位置下滑至应处的百分位，然后再沿着同一百分位生长。

孩子将来长得有多高大，主要取决于父母的遗传因素，若父母本身矮小，却试图以更多高热量和高蛋白质的食物去催谷孩子，希望他将来不似自己，得来的结果可能只会是早熟、肥胖、厌食、情绪不安等，到那时再后悔就来不及了。

怀孕期/胎儿期：“三岁定八十”有科学依据吗？

近年医学界提出要重视生命早期1000天，即是从受孕至两岁期间，这与中国传统智慧"三岁定八十"不谋而合。

环境能改变孩子的一生，营养非常重要，心理、情绪、知识亦同样重要。快乐的父母才能养育出快乐的孩子，情绪稳定的父母才能养育出情绪稳定的儿女。

"早期营养编程（Early Nutritional Programming）"这一概念指出，怀孕期母亲的营养摄入不能太少也不能太多，"足够"就好。孕妇处于饥饿中，胎儿的生长会受到限制，导致出生体重过轻。出生后，倘若饮食足够（无论是吃母乳抑或婴儿配方奶粉），生长会出现追赶的趋势。几个月之后，就不必继续催谷，否则会出现肥胖，长大后更易患糖尿病、心脏病。因为早在胎儿期，孩子身体器官已调节了机制，准备迎接出生后食物短缺的环境。所以，持续饮食丰富对他们有害。今天的中国，虽然地区间存在发展不平衡的现象，但在大城市，包括香港，营养过多的现象非常普遍。如果不相信，自己可以做个简单检视：

1. 目前的体重与刚结婚时相比有没有增加？

2. 女性腰围有没有超过80厘米，男性腰围有没有超过90厘米？

3. 每天饮食是否同时有鱼、有肉、有菜？

如果上述问题的答案都是"有"的话，你应该已是营养过剩了。倘若孕妇的饮食在此基础上再增加更多的动物性食物，如奶粉、牛奶、鸡蛋、肉、鱼等，就更易患肥胖症、妊娠期糖尿病、脂肪肝、静脉栓塞等。若胎儿营养过多，会导致体重过重，出生后胃口继续大，易患儿童肥胖，青少年及成人糖尿病、心脏病等。也就是说，孩子无论在营养不足还是在营养过多的情况下出生，都有可能会短命，所以只求营养足够就好。

西医学界和营养学界对"足够"的定义或许有不同见解，我的看法是，无论是怀孕期还是哺乳期，母亲当然要吃饱，选择以天然、完整、植物性食物为主的饮食结构，才能保证摄取最丰富的维生素、微量元素、抗氧化剂、植物营养素，以及足够的热量与蛋白质。注意吃一点紫菜补充碘，吃芝麻、绿叶蔬菜补充铁，喝面豉汤补充维生素B$_{12}$，吃核桃、亚麻籽补充Omega-3脂肪酸，并注意户外活动补充维生素D。产前补充多种维生素是个不错的选择，另外注意补充铁、钙、镁、Omega-3脂肪酸（来自亚麻籽、核桃、奇亚籽等）即可。

还有，怀孕期所接触的环境污染物可能会影响胎儿的健康（包括神经系统和免疫系统），造成湿疹、哮喘、自闭症，甚至发育迟滞和先天畸形。所以孕妇应尽量过有机生活，减少外出饮食，精心挑选食材，才能有效抵抗污染物对身体的伤害。

怀孕前：健康的父母生出健康的宝宝

健康饮食在怀孕期才进行是不够的，最好在怀孕之前就把饮食、身体调整好，让胎儿在开始形成时，已有优良的营养环境。

研究证明，环境中的污染物对精子、卵子都不好。因此，在计划生育之前，父母皆应把身体调理好，以精壮的精子、卵子去迎接下一代的来临。夫妇共同下厨研制健康食谱，既浪漫又实际。培育健康长寿的下一代，是最高回报的投资；同时，自己也获得健康，何乐而不为呢？

认识到早期营养影响孩子的一生，准父母们可以尝试依照本书食谱，提升身体的健康程度，体验健康状况的好转，迎接新生命的来临。

婴幼儿期：母乳与父母饮食

很多母亲已认识到母乳对婴儿的健康最好。的确，母乳含超过300种营养素，远超过只有70多种营养素的婴儿配方奶粉，所以母乳喂养的婴儿较少患感冒、肠胃炎、中耳炎、肺炎等，而且咀嚼能力较强，较易接受天然、完整的食物，肥胖的概率较低，甚至情绪也会较稳定。但同时不要忽略母亲的饮食，妈妈吃得好，才会把好的营养素传递给婴儿。可是，有些母亲却吃错了，除了过多的鱼、肉、蛋、奶、精制谷类与甜食外，还吃了过多的快餐与外卖。

6个月大的婴儿，开始学习进食固体食物，也就是说，父母将自己所吃的日常食物煮得稀烂，让婴儿逐渐适应，从流质到半固体、固体。到了一两岁，基本上可以与父母同享食物。有些家长清楚自己饮食并不健康，以为给孩子专为婴幼儿而设的食物就有保证。其实，孩子始终会受父母影响，父母何不一早把自己的饮食也改为健康的呢？为婴幼儿童亲自预备食物，既有营养，又有欢乐。

哺乳期母亲怎么吃？

认为母亲要吃很多营养食物才能上奶是一个常见的误解。环顾世界，在贫穷的人群中，纵使食物不足，仍能成功哺乳。生产后哺乳是十分自然的生理现象，最初几天奶不多，但慢慢随着内分泌的变化，乳房便开始上奶，然后产奶量就随婴儿的需要而增加。

当然，在部分较贫穷的发展中国家，亦有孕妇患热量、蛋白质缺乏，严重影响下

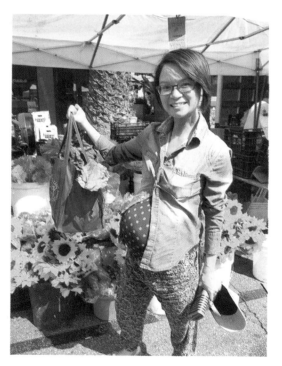

一代的长远健康。但不能忽略，在经济发达的地区，营养过剩也是问题，比如香港地区。

　　产妇和哺乳期母亲，都不需要进食过多高热量、高蛋白质的食物，否则对自己和对下一代都不利。下一代是否会未老先衰，过早地患肥胖症、糖尿病、心脏病甚至癌症，就要看父母了。当然，也无须在怀孕或哺乳时期为了减肥刻意节食。

　　以下引述哺乳专家组织，美国医院、诊所，以及中医的看法，以供参考。

国际认证泌乳顾问&健康饮食原则

　　早在1956年，7位美国哺乳期母亲发起成立国际母乳会（LLL），帮助了无数妈妈成功哺乳。在1982年正式培训地区专家，并且在1985年设立国际认证泌乳顾问考试委员会，委员中有医生和资深的辅导专家。有心人士只要通过严格的训练和考核，便可成为国际认证泌乳顾问IBCLC（简

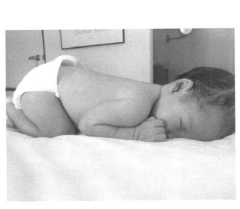

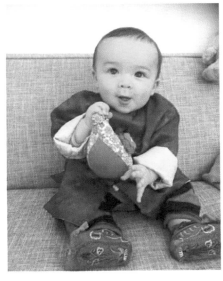

称LC）。目前，全球有2万多个LC，在哺乳上算是最专业的人士，对于哺乳期母亲的饮食他们的建议如下：

1. 哺乳期母亲与家人应同样采取健康饮食。要选择营养丰富的食物，但绝不需要在厨房花太多时间。产奶量并不会因为饮食不尽完美而受影响。

2. 饿就吃，渴就饮。不需要计算吃了多少热量，每人的身材、体重和精神状况都不同。

3. 不必额外补充钙，其实授过乳的母亲骨质密度会比其他人好。美国哈佛大学公共卫生学院的Willett教授明确表示：国际上对钙营养的需要量存在很大的争议，不同的国家基于不同的原因提出不同的建议量，本来没有喝牛奶习惯的民众很容易被人评为缺钙。他的意见倾向于采用较低的建议量。任何年龄都需要钙，而哺乳期并不需要特别增加钙的摄取，维生素D比钙更重要。

4. 最致敏和最易引起食物不耐受的食物是牛奶及其制品，若婴儿出现有关症状，如肠胃不通或皮肤出疹，哺乳期母亲便要戒掉牛奶。

5. 素食者母乳比荤食者母乳含较少环境污染物。但素食者必须补充维生素B_{12}。

美国洛杉矶大学附属医院Ronald Regan Hospital被公认为美国西海岸最好的医院，它给哺乳期母亲的饮食指导是这样的：要制造780毫升母乳就要每天多进食500卡热量，但若怀孕期增重已经太多，就不必进食那么多，但也不要刻意迅速减肥，注意吃营养丰富的食物，少吃肥肉、白糖、垃圾食物，多喝水，继续服用产前多种维生素，不吸烟、少饮酒。

健康饮食原则包括避免加工肉类、受污染的食物，少吃动物性油脂，多吃有机蔬菜水果。牛奶是最容易引起婴儿不适的食物，如有怀疑，可尝试戒除牛奶及其制品，预计一两个星期后会好转。

每日最少两份水果、三份蔬菜（2+3），是成年人健康饮食的一大原则，既能防止癌症、冠心病等慢性病，又能保持肠胃舒适、大便通畅，并能预防感冒。这原则亦适合儿童，健康饮食习惯需要从小培养。

既然两岁孩子的饮食基本上与家长相同，所以6个月至两岁的小孩便需要在饮食上逐渐过渡和适应。换句话说，6个月以下的婴儿，奶是唯一的食物（最好当然是母乳）。之后，奶的地位降为次要，主食是米饭（北方是面），配以其他固体食物，而其中必须以植物性食物多于动物性食物，才会慢慢过渡至"2+3"的分量。

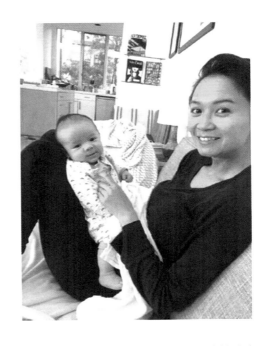

现代的孩子很多未能在合适的时间做出如此饮食配搭，结果导致长期便秘和经常感冒。因为孩子缺乏天然的植物类饮食，除了会缺乏膳食纤维外，还会缺乏很多天然的植物性营养素，这些都不是身体能自行制造的，也不是目前的牛奶配方中所能添加的，所以安排好断奶期的饮食，是保持儿童健康的重要一环。

当宝宝未足6个月时，必先准备好合适的工具，以便在下列不同阶段使用：

6个月左右：流质食物（米汤、菜水、果汁）

相信很多婴儿在6个月以前已尝过米汤、菜水，甚至苹果汁的味道。到了6个月，应开始学习用匙喂食了。把米汤放进口中，经唾液的分解，舌头渐觉甜味，因而产生对米饭的爱好。

婴儿天生喜爱甜食，在断奶期要让其开始学习进食不太甜的食物，所以除了先试果汁外，还要试蔬菜水。即在准备大人食物的过程中，把个别或混合的蔬菜煮水，拿起一两匙让宝宝尝一尝。例如节瓜、胡萝卜、红薯、土豆、番茄、菜心、卷心菜等，最初可能用个别的菜，迟些用混合的菜。

至于水果，起初用雪梨、苹果，去皮刨蓉，隔渣成汁。也可以将甜橙榨汁（去渣）。其他时令水果也可尝试。

6~8个月：稀粥、半固体食物

白米和水的比例大概从1：10开始，煲一个小时左右，成为稀粥，由清煮到加少许（约半汤匙）红薯蓉、南瓜蓉、节瓜蓉、胡萝卜蓉、番茄蓉，与白米一起煲（可以加少许姜和盐），这样的稀饭非常软滑，吃不出蔬菜味。然后，把先前用（可加少许油盐）水煲熟了的苋菜、菠菜、白菜、菜心磨蓉后放进即将煮好的稀饭（注意，此处用盐很少，不用也可以）。

再过一两个星期，转为可加少量糙米粉或红米粉与白米一起煲，而每餐菜可逐渐由一种加至几种，而蔬菜的种类除了花、叶、根、茎类、瓜果类，还有豆类（如豆腐、大豆芽）、种子类（如无花果）、果仁类（例如腰果）、菇类（例如鲜冬菇、草菇）、紫菜类。

每尝试一种新食物，观察吃了一口后有没有即时的过敏反应（通常是出红疹或嘴唇肿），然后等4天，看有没有延迟性的不良反应（食物不耐受或过敏）。

　　胡萝卜、卷心菜、番茄、大豆芽汤可作为蔬菜汤饮品，或以薯蓉用作茶点。此时幼儿开始尝试父母桌上的食物，较容易分享的是无盐或少盐的汤水。如番茄土豆豆腐汤、栗子山药汤、玉米佛手瓜胡萝卜汤、清补凉汤等。在此阶段，每天可喂1～2次固体食物，3～5次奶。不吃全素者，可以用瘦猪肉煲汤。

9～10个月：浓粥、固体食物

　　此时，稀饭的黏稠度为米:水=1:5。米选择有机糙米或胚芽米更佳。用少许海带同煮（海带不用吃）有助于提供微量元素。素食者通过食用不同的豆类（例如豆腐）与坚果类可获得足够的蛋白质。每天吃两餐粥，餐与餐之间吃水果、无花果、红薯泥或土豆粒。奶的次数减到每天2～3次或更少。

　　荤食者此时可以开始用动物性食物——先用较少引起过敏的食物如瘦肉、鸡肉，然后是鱼肉、蛋黄、牛肉。要吃肉，先把肥肉部分去掉，然后剁碎或搅拌，加水（可加少许盐），再放进快要熟的浓粥上，再加切碎的蔬菜。另一最简单的方法，是把两片肉放在即将煮熟的浓粥内，煲熟后把肉片拿起切小，放回粥内，再加菜蓉（几种混合）。肉碎可以预先做好几餐的分量，分别放于冰箱备用。鸡蛋则先煮熟去蛋白，先试1/4个蛋黄，然后逐渐增加至一个，如见到有红疹等反应，便要停止试用。

　　在一星期内，猪肉、鸡肉、鱼肉每天轮流食用，可多选用银鱼仔。蛋黄可隔天吃（过敏者除外），每餐有几种蔬菜混合（例如：白菜、南瓜、番茄）。切忌用大量肉和鱼煲汤煮粥。偶尔一两天不吃荤也无妨，每天素食更是可以。

11～12个月：三餐主食类

开始尝试三餐稀饭，其中一餐亦可用麦片（燕麦）、米粉、面条、红薯粥、眉豆粥、面包、馒头等代替。渐渐多用糙米及全麦，继续两次餐间水果，奶的次数减少到1～2次。吃母乳的宝宝可能吸吮母乳不止两次，但每次奶量不会太多，很多时候宝宝吸吮只为心理需要，所以不用母乳而用奶粉喂养的宝宝此时亦不需要喝多于16盎司（约480毫升）的

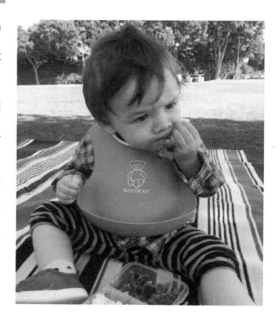

奶，否则会降低宝宝对谷物、固体食物的食欲，以致迟迟未能引导多吃天然的谷物、蔬菜、水果等营养丰富的食物。亦可吃部分家长的食物，父母的饮食是孩子的榜样，用器皿磨碎或剪碎便可以给孩子吃。

宝宝一岁时，开始学用杯饮水，喝奶粉的不再用奶瓶喂奶。在第二年，食物渐渐不用搅碎，可转为软的粒状，而浓粥改为烂饭。到了两岁，便能与父母同享三大正餐。

2.5 错误饮食

香港卫生署做了调查，确定香港孩子喝奶太多，吃肉太多，而吃蔬菜太少，严重威胁着孩子的健康。

究竟何时出现这现象，原因何在？

2.5.1 喝奶太多

牛奶与钙在过去50年间忽然成了儿童营养的坊间议题。

在香港地区，婴幼儿配方奶粉从20世纪80年代的21种牌子，迅速增加到20世纪90年代初的50种，90年代末的75种，以至今天的无数种。可以推想，一般市民在这商业化的社会里，很容易产生对于"吃多些钙和（动物性）蛋白质"的推崇和渴慕。奶粉商将奶粉分为1号、2号、3号和4号，并按年龄转奶的做法，从科学的角度看，完全是没有必要的，可是很多家长却照跟无疑！

倘若身体并没有因这种饮食方式而受害，或许也无妨，但事实却不然。婴儿奶粉远不及母乳。未能成功以母乳喂养的，可以短暂借用安全的婴儿奶粉；可一旦婴儿能像父母一样吃天然固体食物，又何须在一两岁后仍依靠奶粉呢？把牛奶或奶粉作为众多食物中的一种无妨，但要求每个孩子都要每天喝两三杯奶就有问题了。胃口小的孩子会因吃饱奶而不再吃饭和蔬菜；原本不喝母乳的婴儿已经是输了起跑线，这时若仍不从天然食物获取营养，身体抵抗力会更差，反复感冒、发烧，甚至容易出现慢性的便秘和过敏症。

同样是100毫升的奶，母乳所含钙量是28毫克，鲜奶是120毫克，部分配方奶粉是42毫克（1号）、103毫克（2号）、123毫克（3号）和142毫克（4号）；而蛋白质含量，母乳是1.1克，鲜奶是3.3克，配方奶是1.55克（1号）、2.8克（2号）、3.1克（3号）和3.9克（4号），这便给人一个错误印象：母乳的钙和蛋白质含量不足以供应长大了的婴儿。难怪不少原本以母乳喂哺的也非要转吃配方奶粉不可。

真相是，母乳中钙的生物使用率（Bioavailability）非常高，且与磷及蛋白质的含量比例完美契合。自有人类起，就已有上天的完美设计，它养育了历代祖先，再不用更新改变。一百年前，奶粉工业诞生，奶粉商与科学家们不断寻求如何以奶粉取代母乳。配方中所用的钙质、铁质、蛋白质等都不是很好吸收，所以用的分量便多了；换句话说，流失的也较多，变成了身体器官的负累，便秘、消化不良等症状便容易出现。商业社会的运作有它特有的模式，市民若不努力掌握科学知识，实在很容易被误导。

乳糖要靠乳糖酶分解。哺乳类动物，包括人类，在初生时，体内有乳糖酶去分解母乳。婴儿长大后不再依靠母乳，乳糖酶就自然消失。换句话说，成年人喝牛奶，没有乳糖酶去分解，便会出现腹胀、肚痛甚至腹泻。只有北欧人由于几千年来的畜牧传统，习惯了喝牛奶，身体就保留了乳糖酶。这解释了为何世界上大多数人喝了牛奶，可能会肠胃不适。

更震撼但却被忽略的是，有研究指出，在动物实验中，多摄入牛奶或动物性蛋白会促进癌症。在人类实验中，亦有类似研究发表。典型的美国式饮食多动物性食物，多加工食物，少植物性食物，有损健康。而典型的中国式饮食多植物性食物，更有利健康。

国际上对钙摄入量有不同建议，可见今天的科学知识仍然是很有限的。以5岁孩子为例，美国、英国与中国内地的建议量分别为800毫克、450毫克和800毫克。香港应该参考哪个？若选择一个较高的作为标准，那就很容易将香港民众评为缺钙，也就很自然地会鼓励孩子多喝牛奶以补钙。甚至，传统上没有喝牛奶习惯的亚洲人民都会被看作缺钙，以致提倡必须全民喝牛奶，什么年龄都要喝！"每人每日三杯奶"的建议就这样出现了。

20世纪80年代，有研究发现，香港地区成年人与儿童的平均每日钙摄入量都是500毫克左右，但骨质密度（BMD）的变化却随着年龄而改变：在儿童期稳步上升，青春期急剧上升，30岁左右达到高峰，50岁（女性）急剧下降，老年期趋于平稳。是什么影响着这个变化？肯定不是因为人们在某年龄段吃多或吃少了钙，而在于人体内在的自然调节。

例如，伴随青春期的性激素能增加人体钙的吸收，而女性在更年期时性激素下降，则会导致骨质流失，这些都是自然现象。此外，食物中的营养素及运动、阳光等因素，会对激素的作用产生影响；而食物中太多的盐、糖、磷、动物性蛋白、咖啡因甚至重金属等，则会阻碍钙吸收并促使钙流失。其实绿叶蔬菜中的钙比牛奶中的更好吸收，只是很少有人知道。种族也是一个因素，中国人与非洲人对钙的吸收率，是欧美白种人的两倍。

2.5.2 孩子不肯吃菜

吃蔬菜不仅可以预防便秘，还能增强抵抗力，预防很多慢性病，包括癌症。可是，很多家长诉说家中孩子不肯吃菜："他/她见到绿色的食物，便会拣出来，不愿吃。"这种现象可以说是21世纪香港社会的新现象。

研究已证明，不吃蔬菜的成年人容易患慢性病，特别是癌症。由于环境污染越来越严重，这一代的孩子将来长大后会比父母辈更容易患癌症，所以更需要通过蔬菜摄取抗氧化剂。香港卫生署提倡每日三份蔬菜加两份水果，不只适合成年人，也适合儿童，只是儿童的分量可以比成年人少。

倘若母亲有吃大量蔬菜（指植物性食物）的习惯，在怀孕期，胎儿或许通过血液已能接收不同蔬菜的信息。而在哺乳期，母乳中蔬菜的味道会使婴儿产成记忆。然后，每当母亲吃饭菜时，婴儿既看得到，也闻得到。到了6个月以后，婴儿更加可以直接体会到蔬菜的色、香、味，由此，分享母亲饭桌上的食物慢慢成了习惯，怎会对蔬菜没有好感。

孩子不爱吃菜，问题可能出在：其一，家长没有吃大量蔬菜的习惯；其二，父母工作太忙碌，以致婴儿缺少机会与父母一起进餐；其三，婴儿分享父母的食物时只有鱼和肉，而没有蔬菜；其四，有些家长甚至以为婴幼儿不应该吃父母的食物，不让一两岁的孩子把米饭作为主食。

父母如果吃得不健康，例如吃很多烧肉、经常吃冰激凌等，当然希望孩子不要过早模仿。其实父母这样吃对自己也不健康呀（偶一为之可当别论）。所以，希望父母也借着养育子女的机会，能注意自己的饮食，使身体健康，将来才能快乐地看着子女长大成人。

偏重吃肉

当胃口被牛奶、猪肉、鸡肉、鱼肉、鸡蛋、白米饭或者零食填满后，便再没有什么空间吃蔬菜了。有人认为儿童每天或每餐都需要吃猪肉（瘦肉）才够营养，甚至认为每天要吃150克肉，相等于两块猪扒的分量，这肯定是太多了。

究竟要吃多少肉才算足够？科学家已证实成人每天吃超过75克红肉（包括猪肉）会增加癌症的罹患风险。难道孩子应该比父母多吃吗？抑或分量应该减半，建议每天不要超过38克呢？孩子对蛋白质的需要量，只有每千克体重1.3～2克，吃五谷及蔬果也能轻易地满足，不吃肉也无妨。举个例子：四五岁的孩子大概需要20～30克蛋白质/天，而5克蛋白质可从以下任何一份食物摄取：一碗白米饭，两片面包、半碗豆腐、25克花生、228克菜、一只鸡蛋、25克瘦猪肉、大半杯鲜牛奶或一杯豆奶。

可见，并不是只有肉、蛋、奶才含有蛋白质，素食者也能轻易地摄取足够的蛋白质，当然食物的多样化保证了蛋白质的品质。所以一般人在饮食中很难会缺乏蛋白质，除非是胡乱搭配饮食者（例如只以面包、饼干、汽水、薯条充饥）、老弱者（例如咀嚼有困难）或极度贫困者。

　　1984年的"香港婴幼儿童饮食研究"证实，香港地区0～5岁幼儿平均每日每千克体重的蛋白质摄入量（Protein Intake）远远超过他们身体所需（1985年WHO建议量）。

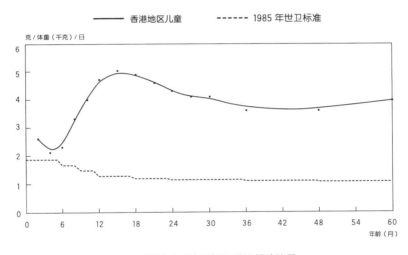

0~5岁婴幼儿蛋白质摄入量远超建议量

　　有一位8岁半的女孩，身高117.5厘米，属第3百分位，重17.5千克，稍低于第3百分位，虽然瘦但仍在正常范围内（矮的孩子，稍轻又何妨），身高别体重在第3百分位，还没有任何发育征兆。她母亲高152厘米，是18岁女子的第10百分位，月经初潮是15岁，比平均的12岁半迟两年半。其实女儿很像母亲，四五岁时身高、体重都是在第10百分位，只是因为要稍迟发育，才在七八岁时生长得较慢（即在百分位线下跌）。若用X线照手腕骨，必定能证实她的骨龄比实际年龄小1～2岁。更重要的是，她自小身体非常好，几乎一年都没有一次伤风感冒，简直是健康儿童的典范。

可是，在那次8岁半的体检中，她被警告"身材矮小是因为她长期吃素，缺乏蛋白质，即使不吃150克瘦肉，也要吃相应的鸡蛋、大豆及大豆制品"。结果妈妈努力迫她多吃，导致她皮肤瘙痒。后来停止吃鸡蛋，痕痒才消失。其实要一个人增重，每天多吃些饭，或多吃一碗芝麻糊类食物便能达到，为什么一定要多吃肉或鸡蛋？何况她根本就没有缺蛋白质。

偏重吃鸡蛋

与牛奶一样，鸡蛋亦被誉为含最优质蛋白质的食物。

这并不奇怪，初生的小牛，营养全靠牛奶，小鸡孵出，鸡蛋亦提供了全部的营养所需，牛奶和鸡蛋当然是优质食物。但即便如此，牛长大了不会再喝牛奶，小鸡离开了蛋亦再不吃鸡蛋。这是大自然的规律。

表六：提供5克蛋白质之食物

香蕉（350克）	婴儿奶粉（300毫升）	豆奶（250毫升）	菜心（230克）
面包（56克）	鸡蛋（37克）	香肠（34克）	鱼（28克）
牛肉（25克）	猪肉（25克）	冬菇（25克）	素火腿（25克）
红豆（25克）	花生（25克）	烤麸（25克）	面筋（20个）
米饭（220克）	牛奶（150克）	大米（75克）	豆腐（60克）

如此丰富的蛋白质对人类的身体会有何影响？不能否定，鸡蛋和牛奶在短时间内可为某些疾病患者补充某些营养，但若长期摄入，身体不一定吃得消。这些动物性蛋白除了增加我们肝脏、肠胃的负荷外，还会对免疫系统造成一定冲击，久而久之，免疫系统功能较弱者便出现对牛奶、鸡蛋过敏的症状。

在我小时候，鸡蛋不是每人每天都能吃到的，婴儿和坐月子的母亲才能优先食用。我是过生日时才能吃到染红了的鸡蛋。或许"少吃多滋味"是个好提醒。

偏食导致皮肤变黄

有些家长知道蔬菜有益，于是每天不是给孩子吃胡萝卜、南瓜，就是吃很多绿叶蔬菜，甚至用搅拌机打烂吃，结果孩子手脚甚至全身都变黄！这说明身体吸收了太多的胡萝卜素。虽然这对身体没有不良影响，但反映了素菜吃得不够均衡。不要偏重于橙色和深绿色，也需要吃其他颜色的食物，如浅绿色（如节瓜、黄瓜、卷心菜）、白色（如豆腐、芽菜、山药、莲子）、黑色（如冬菇、木耳、芝麻）、黄色（如糙米、全麦、小米、土豆、薏米）、红色（如番茄、红豆），还要吃不同部位的食物，包括种子与坚果等。

只有吃不同颜色、不同部位、不同种类的植物性食物，健康才有保证！

煮蔬菜不用心

倘若长期只用同一方法把绿叶蔬菜煮熟，不加任何调味，恐怕孩子会不大喜欢吃。没错，用太咸的调味不好，但不等于什么调味也不能用。用少许油、盐、糖或少许豉油、麻油或一点姜、葱、蒜，都会令蔬菜变得好吃得多。煮苋菜、白菜、菜心等都是如此。为了孩子和老人家，菜要煮熟些。

另外便是配搭。很多家长习惯用瘦肉来配搭瓜菜，才觉美味。其实，没有肉（瘦猪肉、鸡肉、牛肉）的瓜菜也可以很美味。天然的植物性食物里本身有不同的味道，配搭得好便能带出鲜甜、悦目的效果。

只要家长多想如何煮素菜，自然有办法、有信心把蔬菜煮得好。试想，如果餐桌上只有素菜供应，而父母又真心很享受地去吃，孩子又怎会拒绝呢？一日三餐里，可尝试一两餐素食，即使有困难，也可考虑一餐里，三道菜中，有两道是素菜，一道是绿色，另一道是其他颜色。那样，孩子自然喜欢吃多种类瓜菜，而且一家人都吃得健康。

2.5.3 儿童肥胖糖尿病

30年前我开始做婴儿营养研究，把初生婴儿追踪至5岁，确定了香港地区出生于20世纪80年代的孩子没有缺乏热量和蛋白质，到了5岁则开始出现肥胖与血脂高。然而他们的身材比美国的同龄孩子矮且轻，这是种族遗传不同所致。遂劝谕家长接受孩子似自己的身材而不去强迫进食，并且注意多吃五谷杂粮及蔬果，避免孩子长大后肥胖或过早罹患糖尿病与心脏病。为此，我曾经发表文献，并在媒体发声，呼吁要改善婴幼儿饮食习惯，否则肥胖问题、糖尿病、心脏病等会很早便伤害这一代。

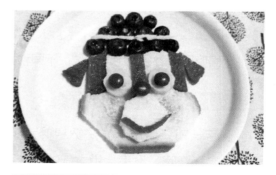

好可惜，这些早期研究似乎未能警醒大众。或者，那使人随便吃喝的洪流实在太大了。直至今天，家长仍经常怀疑自己的孩子营

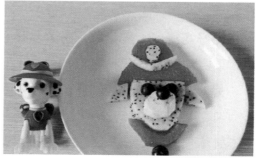

养不够，需要多吃，特别是牛奶、芝士（奶酪）、鸡蛋、肉食，想要让孩子长高或长重些，结果吃出病来或变得肥胖。也有一些家长选择放纵，让孩子自己选择，想吃什么就吃什么，潮流兴的、好味的都无所谓，以为年纪还小，不会有什么大不了。

慢性病已渐趋年轻化，甚至出现青少年死于糖尿病的事件。

《香港儿科杂志》2014年报道，本地连续出现几位十多岁的孩子，因为肥胖和血糖极高而致昏迷，经医生们努力抢救，虽然部分患者脱离了危险，其他几位却因抢救无效而死亡。这消息太震撼了。社会有没有从这个本可以通过预防而避免的悲剧个案总结经验呢？如何预防儿童糖尿病？这些孩子是因为长期吃得太多、吃得太错才会有如此下场。

儿童吃得不健康，是因为其父母也吃得不健康。2004年11月，《时代》杂志以"亚洲是怎样变得肥胖的"为封面主题。2010年3月，《新英格兰医学杂志》报道：中国有9200万人患糖尿病，已经成为不折不扣的糖尿病大国。

为什么当人们摆脱贫穷走向富裕时，竟然要换来这些疾病，伤害很多人的健康，真是不值。原来，如果我们希望生活富裕而又保持健康，必须要用智慧去选择健康的生活方式。

肥胖症于20世纪60年代出现在美国，随后也出现在亚洲。大量的研究已经证明，典型的美国式饮食是很糟糕的：食得过量，太多肉类，太多甜点、糕饼。在美国，有不少诚实的科学家，从患者的痛苦经验总结出：吃太多动物性食物（特别是肉类、牛奶），不但会导致肥胖、糖尿病、心脏病，更可能诱发癌症。

肥胖绝不只是外观问题，而是一种病，需要重视。世界卫生组织已多次强调，肥胖是全球人类健康的最大敌人。这个肥胖问题已有50多年的历史，很清楚地，你若不去对付它，它就会摧毁你，也摧毁你的家庭。要知道这些近乎冷酷的事实，是从无数的患者及死者的经历中总结出来的，对这些知识应该珍而重之。英国已提出警告：肥胖的年轻一代有很大概率在50岁前死亡。

只有父母才能带动子女的饮食模式。

相信大多数超重或肥胖人士都知道要改变饮食习惯，可是效果不大。这是因为改变得不够彻底。

肥胖是工业化的必然产物

工业化对饮食文化带来很大的影响，为使农畜业迅速生产，农民与商人用人造饲料、化肥，以致猪、鸡、牛、蛋、奶等可以卖得较便宜。餐饮业与传媒都鼓吹着大吃大喝，刺激消费，而且食物用过量调味料，一方面刺激食欲，另一方面用以遮盖那缺乏味道的肉食。还有把小麦变成精制面粉，又漂白，又防腐，延长保存期，也增加口感，配合精炼白糖与氢化的植物油（即人造牛油），添加色素、添加剂，使面包、饼干及蛋糕极其吸引，吃了使人易饿、易肥也易病，伤害着我们的免疫系统、消化系统及内分泌系统等。短期内的影响是患传染病、过敏症的机会，长远来说则是增加代谢综合征的风险。人们多吃了肉和加工食物，自然减少吃天然食物如蔬菜和粗粮，那么能保护我们血管、心脏及所有的细胞与器官健康的抗氧化剂也就减少了。

父母必须从自身做起，才能培养孩子从小养成健康的饮食习惯，否则可能会断送他们的一生。儿童期饮食除了受家长影响外，老师的影响亦很大，家长与幼儿园供应的食物都值得检视。

食物致胖原因

世界上没有一个工业国家能有效防止肥胖症，只有个别人士，由于愿意主动学习有关学问才能做到。现在就让我详细剖析一下各种食物的致肥原因。

白糖

白糖进入人体后会被吸收成为血糖，刺激胰岛素分泌，后者把血糖带进细胞供肌肉利用。人若不运动，糖只能被转化为脂肪，储存在皮下、腹腔与肝脏等处。当细胞拒绝再吸收血糖，胰岛素会持续增加，直至耗尽，于是糖尿病就产生了。

米、面

精制谷物，如白米饭、白米粉、白面条、面包、饼干、蛋糕等，容易被人体消化吸收，可使血糖快速升高（即升糖指数高）。这里并不是叫人不吃饭，饭是主食，是必须要吃的；不过要吃全谷物，例如糙米饭、红米饭、五谷饭、十谷饭、全麦面包等。

肉

同体积的肉食所提供的热量比糙米饭多几倍！不要以为吃进的肉会变成身体的肌肉，一个要练肌肉的人必须同时做很多肌肉锻炼的运动，否则蛋白质被消化吸收后，也同样会使胰岛素增高（即使程度比白糖低），并变成体内脂肪。热量不是用来运动就是储存成脂肪。还有，肉类含油，即使你把肉眼可见的肥膏除掉，细胞内的脂肪却是除不掉的，结果吃进的脂肪也变成我们体内的脂肪。

油

吃油变脂肪，很容易理解。油可变热量，供人体运动和取暖。昔日的农夫体力劳动后吃几碗白米饭、吃一点烧肉或五花肉是不会肥胖的，因为全部热量都用作运动。一旦他们停止劳动，仍然如此吃那就变肥胖了。当中国的农夫不再耕作，农村患肥胖症与糖尿病的人便开始出现。北美的印第安人，从森林迁徙到美国大都市，不再体力劳动，终日进食汽水、蛋糕及薯条，很多都变成了超级肥胖者。

不吃饭，只吃菜肴的人，摄取的油会有多少你知道吗？除了猪油和鸡油，还有煮菜用的食用油，酒楼做菜用很多油，为的是卖相好、快熟和保温。他们用什么油你知道吗？有的油是致癌的，即使不致癌，也会影响你的胆固醇和血糖含量。

细胞膜的结构有赖于好油和好的脂肪酸比例，植物性食用油一般含高Omega-6脂肪酸。Omega-6脂肪酸越多，Omega-3脂肪酸的相对含量就越低，细胞膜功能便会受到障碍，其中一个影响就是血糖会聚于细胞外。即是说，容易导致糖尿病。而且动物性油脂（包括奶油）多为饱和脂肪，而饱和脂肪会阻碍Omega-3脂肪酸的形成。

此外，做面包、蛋糕及西式甜品的植物黄油（Margarine）含反式脂肪酸，它会取代细胞膜上Omega-3和Omega-6脂肪酸的位置，但没有细胞膜正常运输功能。所以经常在外进食（无论中餐抑或西餐）、又缺乏运动者，即使不太肥胖，也容易患上糖尿病。

蛋

本来偶尔吃水煮蛋是不错的，但以为吃蛋黄一定坏而吃蛋白一定好就错了。没错，蛋黄是含高胆固醇，但身体需要适量胆固醇。胆固醇主要不是来自食物，而是由身体自己制造。不吃奶及蛋的素食者，体内也有胆固醇。食物中的胆固醇与食物中的饱和脂肪相遇会使血胆固醇过高，所以吃蛋黄会不会使血胆固醇升高就看你有没有吃动物性食物。至于鸡蛋白，吃得太多会增加肠胃、肝与肾的负荷，消化分解后则会变成酸性物质，与动物性蛋白一样，多吃会使体内钙质流失。摄入太多鸡蛋、肉类和奶类蛋白都会增加癌症风险。对鸡蛋过敏者，便更加不合适吃鸡蛋。

牛奶、奶制品

奶是高脂肪、高热量食物，大自然的设计是让哺乳类动物初生时饮奶以致迅速增重。难道我们在儿童期或成年期还想要迅速增重吗？奶油含更多脂肪，做糕点又香又滑，加了糖更加容易令人上瘾，这样的食物怎会不致胖？

鱼

本来是可以吃的，但要当心汞和抗生素化学物的污染。而配料太油腻或太咸也不好。吃太多鱼，也会吸收太多蛋白质，身体用不完也会成为脂肪。吃一点无妨，但不需要餐餐吃鱼，也不需要每天吃，最好选择细小及优质的鱼。

少吃早餐

很多人经常少吃一餐，特别是早餐，这未必是好的办法。早餐是一天中最重要的，经过一晚禁食，不吃早餐会使血糖偏低，上课、工作效率会下降，到有机会进食时（如小憩或中午）更有吃高油、高盐的食物的冲动。而且有可能会把体内新陈代谢率调低，也就是说，会令身体慢慢变成吃一点点也会变肥胖。

肥胖人士多为"大胃王"。吃得多、吃得快、不知饱。吃错了食物，血糖在身体内迅速升降，会使人经常有肚饿感，如果加上有心理压力，造成胃酸过多，更易饿，结果又大鱼大肉，大吃面包、方便面等。要克服饥饿感，必须重新选择食物，以高膳食纤维食物、好油、优质植物蛋白填肚。否则越吃越多，罹患超级肥胖，只能把大部分胃部切除来控制胃口。

防止肥胖

首先要以植物性食物为基础，并吃全谷。全谷类食物，升糖指数属中度或低度，进食后，慢慢在肠内消化成为糖，胰岛素慢慢生产，血糖亦慢慢进入细胞。全谷类食物富含膳食纤维，可令饱感更持久；咀嚼需一定时间，可较早有饱感，因而摄入热量较少。还有，全谷类食物含有微量元素铬，是帮助燃烧血糖、防止肥胖、防止糖尿病的一个重要营养素。全谷的胚芽还含有维生素E、维生素B、Omega-3脂肪酸及蛋白质，有抗衰老、抗癌等作用。这些好处都是白米所没有的。

与访港的欧美医生或营养专家交流时，我多会跟他们谈到香港地区近年来出现的儿童肥胖问题，他们都笑说："你们哪里有肥胖，连成年人肥胖也没有。"是的，与这些工业发达、生活西式的国家相比，我们的肥胖程度实在是"小儿科"。从电影或从旅行中，大家很容易看到他们极其庞大的身材。我们可以庆幸自己家乡的肥胖问题还未至于此，但我们能否保证将来也不会如此呢？

这里绝对无意贬低肥胖人士，因为肥胖人士一样值得尊重，其中也不乏满有理想之士。只是从医学上的数据来看，肥胖人士患病较多，以致买保险的金额也贵些。所以希望把预防肥胖的信息传扬，以致少些人受苦。

没错，亚洲人还没有那么肥胖，但患并发症的却不少，特别是糖尿病，发病率可能比欧美人士更高。医学界普遍认为，亚洲成年人BMI（体重指数）若超过23，患血压高、糖尿病的概率便急升，不似西方人士，BMI超过25才会如此。我们若环顾身边，患糖尿病、心脏病的亲友并不是太肥胖。既然是这样，更应该及早留意。不要以为我们身材不高大，便可以放心地大吃大喝。

美国实在有太多人肥胖了，所以才要把肥胖分为两级，不太厉害的只叫"过重"，一方面可使当事人在心理上好过些，另一方面可与更高危的人群分开。这样，当社会资源有限时，唯有先照顾那些较高危的人群。

香港地区的肥胖儿童表面上看起来健康，甚至因为他们外表白白胖胖，不少家长还引以为豪，且引来其他家长的羡慕。真的要注意防范儿童肥胖问题吗？记得在25年前，我首先提出香港地区已出现儿童肥胖问题时，有人质疑说："你凭什么认为他们长大了会患心脏病、糖尿病？"其实我们只要参考一下西方国家的"痛苦"经验，便能引以为鉴。难道要多等几十年，让他们真的出现并发症才发出警示吗？

幸好，香港地区的各大医院已相继设置儿童肥胖门诊，给予肥胖儿童个别和集体的治疗。而且，香港众大学与香港卫生署也不断努力，相继下了不少功夫，例如：

1. 确定8～12岁的肥胖儿童，血管功能较差，就像吸了几十年烟的人士。

2. 确定9～12岁的肥胖儿童患代谢综合征的概率偏高，是非肥胖儿童的3～6倍。（代谢综合征指：血胰岛素高，甘油三酯高、低密度胆固醇高、高密度胆固醇低及血压高。）

3. 初生至1岁期间若增重太快，到了7岁时，体重指数便会偏高，即容易成为肥胖儿童。

4. 学生健康服务机构定期为中小学生测量，对肥胖儿童给予生活及饮食指导，并每年评估全港肥胖儿童的发病率。

5. 香港卫生署设立健康学校午餐，又提倡多吃植物性食物：每日2份水果，3份蔬菜等。

案例分享 | 婴幼儿肥胖

要解决儿童肥胖问题，实在不容易。观念上的改变是最困难的。以下引用一个案例：

一位女孩KY，出生时2.9千克重，足月，用奶粉喂养，父母都要上班，由祖母及外佣照顾，满月不久便患有急性肠胃炎。痊愈后，祖父母"爱护有加"，不带她外出，怕再染病，只在家中喂食。婴儿的胃口也日渐增大，结果，体重迅速攀升，6个月时重10千克（身长65厘米，BMI 23.6）；12个月时重13千克（身长73厘米，BMI 24.4）；22个月时已有20千克（身长85厘米，BMI 27.7）。全部幼儿时期其BMI和身高别体重都在第97百分位之上。

她整日的活动几乎就是吃与喝，奶粉以外，尽是精制淀粉类食品：面包和饼干。而身长一直在第50～75百分位上。

孩子智力正常，不过就是不太愿意活动。她的将来会是怎样的呢？她的父母与祖父母对她的期望是什么呢？健康、交友、学业、运动、饮食、情绪，各方面的发展将会怎样？

这案例说明了什么？

婴儿饮食不可轻视，其影响可以达一生之久。吃得太多，影响体重远多于身高，不要把正常矮小身材当作营养不良，催谷饮食后只会变成肥胖。家长一般认为有病才要看医生，增重得快些不当作病。医生要在例行体检时才能发现孩子过重或肥胖，向家长了解其饮食，并企图予以矫正。但家长若不重视，是不会积极改变其饮食习惯的，唯有后果自负。

奶奶的角色

俗话说"家有一老，如有一宝"，但老人家也需要谦虚，听从子女（已长大成人，并为人父母的）的正确意见，不可太主观。今天的家长很难做，一方面要依赖老人照顾孩子；另一方面又要尊敬老人（自己父母），怕伤害老人的自尊。

与香港地区很多老人相似，案例中的祖母乐于见到子孙多吃些食物。这大抵与他们的经历有关。没错，香港地区经济起飞只是近三四十年的事，以前都是较贫穷的。今天的祖父母辈年少时，食物不太丰裕，他们的家长一般都会把仅有的食物先分给幼小子女，这是中国传统中长幼之爱的表现。到了今天自己为人祖父母了，也就容易重复着这种行为。

要明白，今天不同了，食物已太丰裕，吃多了反而会患病，所以希望老人们都能以另一些方式去表达爱，而不是强迫子孙进食，甚至过分保护和溺爱。同时，老人自己亦不要吃太多。在现今世代，老人家应该可以放下生活重担，尽量争取发展自我潜能，享受丰盛的晚年。

婴儿过重／肥胖不容忽视

有人认为面对两岁以下甚至5岁以下的儿童和婴幼儿肥胖，医护人员是无计可施的。但是我觉得婴幼儿肥胖本身是一个非常重要的警示。

婴儿过重或肥胖有没有定义？其实，一眼看见这婴儿（即通过目测），就能判断她已超乎寻常，属于肥胖。但为了要客观些，便用群体的分布值来作对比：与同性别、同年龄的孩子对比，也同自己的身高对比。

既然她身高在第50～75百分位，那么体重在第50～75百分位就是不胖不瘦，但若体重超过第97百分位，那便一定是超标的了。用身高别体重的曲线图时，可以用中位数+2SD（标准差）或中位数的120%（两者很相近）作为过重和肥胖的警戒线。相反，中位数-2SD（标准差）或中位数的80%（两者很相近）作为消瘦（wasting）的警戒线。若用BMI（身体质量指数）又如何？

由于成年人用BMI表示肥胖度，又把肥胖用BMI分级，所以延伸至5岁以上的儿童也以BMI分级，轻者（第85～95百分位）只叫过重，不叫肥胖（第95百分位或以上才叫肥胖）。但对于婴幼儿是否应该分级，则没有定论。（案例中婴儿在6、12和22个月时的BMI分别为23.6、24.4和27.7。全部都超过BMI的第97百分位）测量婴幼儿是否肥胖，最好还是用身高别体重参考图表。

家长要以身作则

父母或祖父母自己的身材能反映他们的饮食观念与习惯。KY的父亲、母亲与外祖父母的BMI全都超过了25，若不先改变家里的成年人，我们没有能力去改变小女孩将来的命运。正因如此，我这位儿科医生便开展了对成年人饮食的研究和教育。

健康素食可逆转肥胖症/糖尿病

两年前，我遇见一位50岁的专业男士，长期百病缠身，除了肥胖以外（重92.5千克，BMI30），还患有脂肪肝、血脂高、血压高、糖尿病、早期肾衰竭、痛风和睡眠窒息等多种疾病，几乎每天都要看不同的专科医生。

有一天，他感到极度沮丧，生怕随时有更大的并发症，那原本准备好

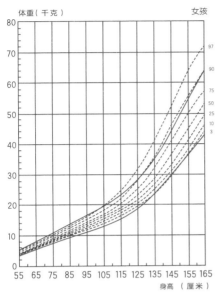

身高别体重百分位曲线图

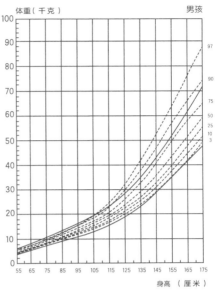

身高别体重百分位曲线图

注：在身高别体重曲线图中，中位数（第50百分位）的120%以上属于肥胖，中位数的80%以下属于消瘦。

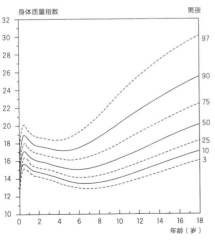

身体质量指数百分位曲线图（0~18岁）

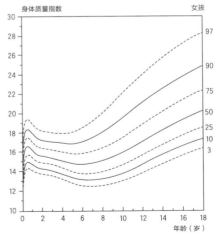

身体质量指数百分位曲线图（0~18岁）

的退休享受计划便要告吹，甚至性命难保。经转介，他积极向我寻求彻底的饮食治疗方法，我便将我所学尽数传授与他，终于他接受了完全健康素食，配合每天坚持三个小时的运动，结果在两个月后，他体重下降至77千克，而所有化验的指标全部恢复正常。

新的生活模式给了他前所未有的精神和动力。后来他从完全素食逐渐改为大部分素食，如今他看医生的需要亦大大减少了。

所谓健康素食，是指：

1. 全谷，即糙米、红米、燕麦、荞麦、全麦面或全麦面包等；

2. 多种类的蔬果，部分生食；

3. 少油、少盐、少糖；

4. 多吃天然食物，少吃加工食物；

5. 补充维生素B_{12}。

事实证明，这样的饮食对于治疗或预防肥胖非常有效，无论成年人还是儿童都是如此，但要贯彻，绝不容易。需要当事人非常积极地自行做饭才行。

不过，家中若有肥胖儿童，即使家长本身不是肥胖的，实行全家健康素食对所有家庭成员的健康肯定亦是有益而无损。

为了让病人及家长能实行健康素食，我必须要以身作则，用最简单、最有效的方法去实践，还要把食谱介绍给家长，以致他们有信心去尝试，借此说明健康素食不等于乏味，即使不全素也应尝试大部分素食，以改变餐餐吃肉的习惯。

Dr. Neal Barnard是美国华盛顿大学医学院的教授，也是"美国责任医师协会PCRM"的主席。协会的宗旨是以科学知识教导病人饮食，坚持原则，不受食物和药物广告的影响。他早在1999年便发表了健康素食（低脂、植物性食物为基础）能有效控制糖尿病，他深信这样的饮食比药物更好，没有坏的副作用，只有好的副作用：减肥、降血脂、精力充沛。

在进行研究时，他与营养师或烹饪导师一起，向参与研究者讲解并示范，并鼓励大家先改变饮食21天。这项事业发展至今，受惠的病人越来越多。在美国，越来越多的人接受健康素食。

我得到了启发。倘若我能成功帮助成年糖尿病人改变饮食，使他们接受以全谷、天然、植物性食物为基础的饮食，就表示我有机会把这饮食模式推广至家庭层面，以饮食预防儿童肥胖症及其并发症。

2011年，我为一家老人院的糖尿病患者做义工，尝试帮助他们将饮食习惯改为健康素食。

一般的香港素食馆所供应的食物，太咸太肥腻，太多精炼米面和甜点。为此我要详细地向他们解释，素食不一定有利于糖尿病患者，市面上容易买到的素包、素粉、素面、素饭、素甜品，都是高升糖指数（使血糖升得较高）的食物，糖尿病患者少吃为妙；其次，用多油煎炸的食物更不好。以全谷物（低升糖指数）、豆类、坚果、多种天然蔬菜水果，避免白糖、白盐，用少量好油、原蔗糖、海盐的健康素食则对健康有利。于是我设计出香港式的健康素食，并示范和教授他们。

9位成年糖尿病患者参加了计划，经过10个月共30小时的课程，大部分参与者饮食上都发生很大变化，健康得到了改善，虽然大部分仍保持吃一点肉和鱼。最愿意吃的新食物有蔬果浓汁、综合全谷饭或粥、蔬菜、豆类。

其中两位改善最为明显：

第一位，60岁的男士，患糖尿病已有两年多，而且有高血压。经过饮食的改变，体重少了9千克，空腹血糖由8毫摩尔/升降至6毫摩尔/升，糖尿病药减少至原来的2/3，整体健康改善，人感到轻松快乐。妻子与子女亦因为吃同样的健康素食而变得比之前健康。

第二位，65岁的女士，同样患糖尿病两年，本来对控制饮食已感到很灰心，淡而无味的食物使她对生活提不起劲。自从参加学习班后，食物变得容易接受了，腰变细了，且比以前灵活好动，肠胃舒畅，空腹血糖从8毫摩尔/升降至5毫摩尔/升。

总结来说，这10个月的饮食改变，虽然未能让糖尿病患者痊愈，但已大大改善了他们的整体健康。我不会说糖尿病是个不治之症，只要患者愿意坚持健康素食，应该能帮助减少用药量和减少将来因糖尿病带来的并发症。

病情进展较好的成功要素是：患者愿意吃自家制作的食物；家人支持，并愿意吃同样的食物。

有几个患者不大愿意改变固有的生活习惯，譬如仍会每天上茶楼、经常去旅游参加美食团、吃高升糖指数及多油食物等。其实当计划过了第三个月，已经很清楚谁真的在家里付诸行动并且有所得益。所以病人的动机最重要，是否愿意改是他个人的决定。

这次经验，让我相信健康素食能有效防止和控制肥胖症，并有信心可将美味的健康素食介绍给出去。我承认改变饮食是困难的，但不是不可能的。说实在的，我用了10个月30个小时陪伴他们，也颇辛苦。要成功，患者必须有很大决心，愿意自学，学理论和烹饪。

自此，我同意Neal Barnard的观点：只需21日密集式训练就可以达到饮食习惯的基本改变，达到减肥和稳定血糖的效果。于是我写了21天食谱——既适合糖尿病人也适合肥胖和高血脂人士，亦可防止孩子长大后患三高症。

我是儿科医生，只是偶尔医治成年人。去年的一个机会，让我医治了一位朋友。她找我体检，结果发现血糖高、胆固醇高和甘油三酯高。经过讨论，她愿意暂不用药，先按照我的指示，完全素食21天，结果她高兴地发现所有验血指数均有好转，三个月后几乎全好了。之后她偶然吃鱼和肉，但仍然健康，没有再需要定期复诊。如此个案，我在今年早前的国际学术会议上发表了。我很感激这位朋友对我的信任，愿意信赖我并实践出成绩。

香港卫生署2017年发表的报告显示：香港地区慢性病患者骤增；50%的人超重或肥胖；高胆固醇问题严重；未来10年，10%的人有心血管病罹患风险（包括冠状动脉心脏病、脑卒中、周边动脉血管疾病、心脏衰竭等）。

调查指出，不健康饮食、运动不足、吸烟和饮酒等，均会令人肥胖，增加三高症、心脏病、脑卒中、糖尿病等的患病风险。

94%的受访者未达到每日进食最少5份蔬果的标准；另有86%的人每日食用盐摄取量超出世界卫生组织所订"每日少于5克"的标准。建议大家定期接受检查，尽量改正不良习惯，实践"三低一高"（低盐、糖、油和高纤）的健康饮食原则，以降低罹患慢性疾病的风险。

由此可见，大力推广完全或大部分健康素食刻不容缓。

2.6 婴儿便秘

违反大自然的饮食，造成了很多疾病。除了上述的肥胖症及糖尿病外，还有肠胃病及皮肤病等。

2.6.1 大便堵塞

成年人有病，可以用言语表达；婴幼儿患病，如何表达呢？幸好，一般婴儿有感冒，多会发烧，实在是一个告诉家长的好方法。但大便不通，婴幼儿又怎样表达他们的感觉？究竟有多痛苦？面对这些痛苦，父母可以为他们做些什么？以下是一些真实个案。

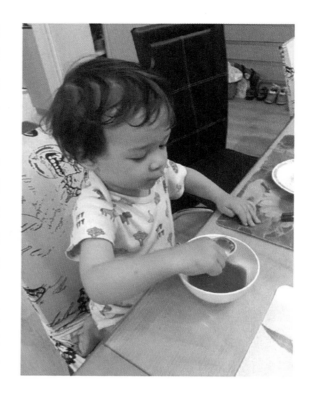

一个5个月大，喝奶粉的婴儿，突然大声哭闹，只见他面颊通红，像要大便般用力，但久久未能恢复舒畅，停下来一阵子后，又再重复其挣扎。父母解下尿片，看见他肛门张开了，露出内里深啡色大便，圆碌碌，但大便却总是出不来。婴儿实在没有力气了，唯有把肛门一收，啡色大便不见了——缩进去了！如是者，反反复复，婴儿哭闹得力竭声嘶，肛门也出现裂损，这时父母唯有带他去看医生。这种情况叫大便堵塞（Faecal Impaction），大便太硬太大，孩子的气力不够，确实需要外力帮忙。

2.6.2 肛裂

大便堵塞较为罕见。较普遍的情况是大便稍硬稍大，婴儿可以自己使尽力气排出，可肛门却被弄致撕裂了。有时伤口会出血，黏在大便上。裂痕要大约5～7天才能痊愈，若在这几天内，大便再次稍硬稍大，又会再一次把未完全复原的裂痕再次撕裂。

长此以往，反反复复，肛裂没有机会痊愈，形成了慢性发炎，肿胀成为肉芽，触摸时婴儿会哭、会避。若细心检查，不难发现在这肉粒芽底部有一深深的裂痕！难怪婴儿在过去一段日子，情绪不太好，较易哭闹，特别是在晚上。当小便流到肛裂位置时，当然会痛至哭闹，又哪里能睡得安宁。

这样的案例非常普遍，就是因为孩子肛裂后没有好好地改善饮食，使大便软化，帮助伤口尽快康复。他们的饮食模式都有共通之处：吃太多奶粉或太多鱼、肉、蛋类，吃蔬菜和全谷类食物过少。

2.6.3 巨肠症

面对经常性的慢性便秘，有些婴儿会采取放弃的态度，有便意也不用力，因为他不喜欢肛裂致痛的感觉。如是者，大便积存在大肠内，即使大肠胀到某个地步会出现便意，他也选择压抑，慢慢连便意的感觉也消失了。于是8天、10天也没有大便，此时，父母可能会用一些通大便的甘油帮他松一松。结果，形成了药物依赖。又或者，当大肠实在太满时，没有空位停留在大肠的稀烂大便会泻出来。而大肠亦变得越来越松，大肠越来越大，甚至腹部亦肿胀起来，形成了慢性便秘导致的巨肠症（Megacolon），治疗亦变得艰难了。

一位两岁的小孩，就是因为这个原因，差点儿需要接受手术，或打针以麻醉肛门的括约肌。

他母亲怀孕时每天都吃"好"些，希望他出生时白白胖胖。母亲每天喝1~2杯牛奶，也常常吃芝士（奶酪），希望多吸收钙质，还每天吃一个鸡蛋。可是，孩子出生时，只有2.7千克重。他母亲就如很多母亲一样，对孩子的体重不太满意。所以，鼓励他从小多喝配方奶粉，然而他的体重却一直沿着第3百分位线生长。他从小经常便秘，不时大便会带血，严重时父母会用一些通便药。到了22个月大，每天仍然喝3次奶粉（高蛋白质、高热量的配方），吃很少稀饭和米饭，蔬菜当然很少！在他的腹部，很容易能触摸到一粒粒的硬大便。用了轻泻剂，排出一粒粒硬的大便后，腹部的硬块才随之消失，但这是暂时的。

长期的饮食失当，是问题的症结。可是父母坚持说孩子不喜欢吃固体食物，只愿吃奶，若是停止吃奶，怕孩子营养不足，父母只愿意尝试换奶粉。可是5天过去，他仍没有一次大便。于是，我再次劝说母亲："孩子若不减少吃奶，哪有胃口吃饭及高膳食纤维的固体食物呢？"于是父母把奶粉减少至2餐，结果孩子吃稀饭多了一点，除了吃菜，还有不少鱼、肉、蛋。一周后，便秘仍未得到改善。

为了恢复大肠的感应与蠕动，必须增加大量的膳食纤维。那就非要停止饮奶不可，而且需同时减少动物性食物！可是其父母不同意，认为很难实行，宁愿自己隔天使用通便药；还怀疑孩子患了某些特别的肠道疾病，于是向外科医生咨询，结果照了片子，证实大肠确实变得巨大。外科医生提出在大肠近肛门处进行切片组织检查，看是否有先天性神经系统问题，妨碍了肛门放松。若真的有问题，便要把缺乏神经的部分切除，但若是没有缺乏，却仍有便秘，就在肛门处注射药物，以麻醉其神经，放松肛门，抗衡它习惯性的收紧。

就在这时候，父母忽然间下定决心，改变孩子的饮食习惯，完全停止喝奶粉，早餐吃燕麦粥，其他正餐吃糙米、红薯、瓜果和蔬菜。结果，慢性便秘不药而愈。大肠近肛门处的组织切片检查正常，证实大肠的神经系统正常，也无需打任何麻醉肛门的针。父母才惊讶地说："原来我的孩子是愿意吃固体食物的！而且真的要全部停止所有奶粉，他才愿意吃多种类植物性食物。"唉，为什么父母不早早听从呢？

虽然他的体重依然在第3百分位，但每天有大便，而且来得舒服自然。其父母最终明白不要再试图以牛奶"谷肥"孩子。因为全家人已经历了三年的痛苦岁月，结果谷肥了的不是孩子，而是大肠。究竟在过去的三年里，孩子的感觉如何？对他的心理是否会有长远的影响？很难得知。但是，我们知道慢性便秘是可以预防、可以及早治疗的，那就可以减少婴儿的苦痛。

很多案例中婴幼儿便秘都与饮食习惯有关，而且存在一个共通点：太偏重牛奶（或奶粉），或吃太多鱼、肉、蛋。在如今商业化的社会，有谁能替利润低的植物性食物做广告呢？希望父母明白，健康饮食应以植物性食物为主，即使怀孕期亦是如此，孩子在6个月以后，亦应从以奶为主食渐渐过渡至以米饭为主食，以植物性食物为基础。

追求健康饮食比追求"体型大"更重要！体格矮小又何妨。在适龄断奶，孩子可以更健康。

2.6.4　儿童大便出血

一位6岁的女孩子，近两年来反复大便出血，因近来较为频繁，所以特来向我求诊。她每天或隔天会有大便，大便有时稍硬。病情简单，诊断清楚：是"慢性便秘"与"肛裂"。临床检查证实了她在肛门12点的位置有损裂。

一般的治疗只是开一些药膏和大便软化药物，相信她过去亦试过，但效果只是短暂的。既然便秘与饮食有关，只有改变饮食才能根治。经询问，发现她的饮食习惯如下：早餐吃面包或上茶楼饮茶，中午在学校订餐，晚上由外婆煮"丰富"的晚餐，有鱼、有肉、有菜。她特别喜欢吃鱼，但不喜欢吃菜，水果则吃不少，也会喝清水。每星期有两晚出外进餐，有意粉、炒饭等，也是吃菜少。从来只吃白米，不会吃糙米。此外，近期多喝了牛奶。

我们不需要太多的营养知识，也不需要计算，已清楚她的饮食严重缺乏膳食纤维，她吃的谷类属于精制类，而且有太多动物性蛋白，若不改变这种饮食习惯，大便出血迟早会重现。

要改变孩子的饮食习惯，便需要家长负起责任，亲自下厨，不再依赖外食，特别要改早餐，必须要自己煮全谷加杂粮，糙米、红薯、燕麦、豆粥、豆饭都可以。学校午餐暂时难改。晚餐要多菜、少肉、少鱼，多煲瓜菜、豆类和根茎类的汤，植物性食物的汤渣可以吃，还要停止喝牛奶，以增加吃植物性食物的意欲。如是者，配合药物治疗，两个星期后，她两年多的慢性便秘已得到根治。继续坚持这样的健康饮食，将会大大降低她日后的患青春痘、大肠息肉甚至大肠癌的风险。

幼儿每天所需的膳食纤维量是"年龄加5"克，也就是说，两岁的婴儿需要吃7克膳食纤维，而6岁的儿童要吃11克。常见食物的膳食纤维量请见表七 。

表七：食物膳食纤维含量（括号内代表食物膳食纤维含量）			
麦片40克（4克）	麦皮220克（4克）	麦米10克（1克）	全麦面包50克（3.4克）
糙米60克（2克）	糙米饭220克（2克）	西兰花100克（3克）	芥蓝100克（3克）
西洋菜100克（3克）	熟青豆50克（2.5克）	黄豆15克（3克）	眉豆30克（3克）
红薯200克（4.6克）	土豆250克（4克）	蜜枣50克（3.3克）	无花果50克（6克）
西梅50克（6克）	苹果150克（2克）	花生30克（2.2克）	芝麻13克（1克）

2.6.5 缓解便秘的饮食治疗

A: 6个月以下

征询儿科专科医生意见

B: 6个月至1岁

1. 不要用高蛋白配方奶粉；

2. 偶尔用糙米、燕麦或燕麦糠煲粥；

3. 稍大的孩子可加亚麻籽；

4. 饮苹果水和吃熟苹果泥；

5. 饮竹蔗荸荠（马蹄）水、胡萝卜玉米水等；

6. 吃红薯：蒸熟或与稀饭同煲；

7. 蔬菜泥（白菜、苋菜、菜心、番茄、土豆等）、豆泥（眉豆、红豆、绿豆等）；

8. 用蜜枣、无花果、木瓜（非转基因）、山药、豆类等煲汤，吃部分汤料；

9. 每天吃水果/果汁、果泥，甚至完整的水果；

10. 餐间饮适量清水。

C: 1岁以上

除以上食物外，还有更多选择：

1. 蜜糖开水饮，或加进燕麦粥；

2. 西梅干、提子干、无花果干等；

3. 全谷、种子及豆类，如八宝粥、五谷粥等；

4. 芝麻糊（少甜）、红薯糖水（少甜）；

5. 减少甚至停饮配方奶粉。

2.7　儿童皮肤粗糙

一位5岁女孩，一个多月来手臂出现了很多粒粒，凸起但不痒。看过其他医生，用过不同药膏，包括类固醇，也没有好转。从诊断来说，她的这些症状只能说是一些不明原因的皮炎。既然药物没有帮助，我就打算从最基本的做起，"You are what you eat（你是你所吃）"，发挥"厨房医学"的效能。

首先询问饮食：她早餐喝牛奶，中午吃粉面、乌冬面，配些火腿、鱼蛋，晚餐吃粉面饭；配菜多用猪肉、鸡蛋和菜；有时到快餐店用膳；茶点吃薯条、吐司、糖果和饼干等。

这样的饮食的确普遍，但不健康。精制米面含有大量调味剂、化学剂，营养都在过分加工过程中流失掉了。而牛奶除了提供饱感，取代了吃蔬菜与水果的胃口外，与鸡蛋一样可能导致过敏。

女孩的母亲从来都以快捷和孩子的喜好为饮食准则，没有太注意健康。我建议她多进厨房，少在外面吃；吃糙米而减少粉面、乌冬面，停止

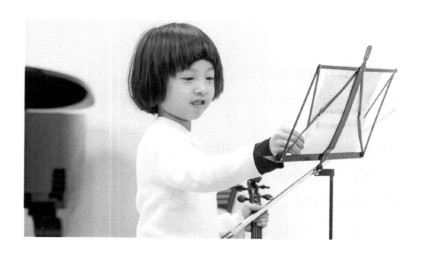

牛奶、鸡蛋，又可以多花一些心思做个简单的杂菜煲，可配以少量的肉类（能做完全素食最好）。一星期后复诊，母亲惊喜地说："皮肤已恢复原貌！"我只是提供治疗的原则，是母亲亲手把自己的女儿医好的！很多饮食引发的健康问题不能靠化验，只能靠推理。推理正确，治疗就见效。

这位母亲问了一个很合理的问题："女儿的饮食习惯长期如此，为何现在才出现问题？"

我回答："人的身体有一定的适应力，吃错了身体仍会正常运作（食物中毒又当别论），但到了某个程度就吃不消了，就像食物过敏（食物不耐受）等，很多都是属于延迟性的。当吃的时日和数量到了某个水平，又或者身体遇到其他的伤害，病情才会出现。"

这时，母亲就突然想起，说出近几个月女儿吃鸡蛋和喝鲜奶的确较以前频繁，可能是出现毛病的原因。她感激我是第一位与她讨论饮食的医生，并且让她体验到——原来改变饮食模式就能带来痊愈，不需任何药物。从此她很乐意多花时间在厨房，预备健康食物给全家人吃。如是者，不单治好了女儿的皮炎，也预防了其他的慢性病。同时，全家人改变饮食后都会更健康。本来家里只有一人患病，结果全家受益！

2.8 儿童脱发

有一天，我刚回到诊所，看到桌上有一张贺卡，想不出是什么节日，好奇之下，打开一看，原来是一位9岁女孩亲自写来的感谢信。

"我掉头发的情况已痊愈了，但我会继续保持健康饮食的习惯，谢谢您。"

啊，原来是她，她的病也挺特别的。

两星期前，她爸爸带她来到诊所，说女儿掉下很多头发，每天有500根之多，已有月余，看过其他医生，换了洗发水、吃过维生素，仍未见好转。

　　我仍然本着"饮食影响健康"的信念，询问她日常的饮食：原来她自己非常喜欢吃肉，而家长更认为她这年纪最需要蛋白质和钙质。每天晚餐都有肉及一条鱼。而早餐则吃面包、芝士（奶酪）和鸡蛋，同时每星期有3次煲三文鱼骨汤，饭与菜都吃得很少。

　　这样的饮食习惯迟早也会生病，非改不可，即使不能改善掉发也得改。至于心理因素，可以排除，她没有过高的压力——在校与在家都是快乐的。我开的药方就是吃全谷，多菜少肉；彻底改善早餐——吃十谷粥，晚餐吃全糙米饭；先坚持两星期。由于过度吃动物类食物会损害消化系统和破坏细胞膜脂肪酸的平衡，所以也建议她补充Omega-3脂肪酸和益生菌。

　　就这样，只过了一周，爸爸迫不及待带女孩回来，很兴奋地说：头发掉少了，而且重新有光泽，不过头皮出现了很多黑点，不知是好是坏。我检查后，确定这些黑点是发头，即是新头发要长出来了，当然是好现象。

　　对于这种迅速神奇的好转，我也觉得不可思议。究竟家长做了些什么？原来，每天爸爸亲自煲十谷粥，然后以搅拌机打烂成糊，让女儿早餐、午餐及上午茶点都吃它。晚上改吃糙米饭和大量的瓜菜以及水果。

　　对于父亲这样疼爱女儿，而女儿又愿意彻底改变饮食，我感到非常欣慰，并且表示了赞赏。现在可以轻松了，在全谷饮食中，可加进一些变化，把几种全谷与杂粮随意配搭，有饭有粥，有咸有甜，女儿才可以持之以恒。一家大小都可以这样吃，相信全家人的健康都会改善，而且能防治慢性病。

　　我还请他们父女俩尝尝我做的全麦核桃提子包，他们都觉得好吃。我经常让病人试吃我做的健康食物，这样做是为了让他们知道健康素食也是可以美味的。一周后，我便收到女孩的感谢信。我在此亦要感谢她告诉我她已"完全痊愈"了。也感谢他们让我有机会去检验我的"厨房医学"理论。

一年多后，又有一个12岁的女孩有同样的问题，后来母亲反映，停止在街外进食，吃全谷，不消一个星期便好了。

孩子脱发应该不太普遍。但香港地区的成年人越来越多有脱发的烦恼，除了生活压力所致外，究竟有多少人可以因彻底改变饮食而得到很大的改善呢？恐怕还要依靠愿意相信的人去尝试。最重要的是彻底改变饮食是有益而无害的，而且非常便宜。

2.9 哺乳母亲乳房痛

母乳喂哺在近20年逐渐复兴。由于社会的变迁，香港哺乳母亲的饮食已跟40年前大有不同，亦因此面对前所未有的挑战。

一位32岁的母亲，一个多月前初为人母，很有智慧地选择了以全母乳喂养婴儿。然而，不多久，她感觉乳房反复刺痛，看过其他医生，被诊断为念珠菌感染，开了一些药膏，用了一个星期，却未见好转，故此找我帮忙。

我检查了她，发现她左乳很胀，有很多奶，更确切地形容应该为太多奶，双乳完全没有感染真菌的表征，婴儿的口腔也很健康，没有患鹅口疮（即念珠菌感染）。

乳房若有太多奶，吃不完或有阻塞，都会使母亲感觉乳房刺痛。要分辨是因为婴儿吃奶姿势错误还是母亲用过多方法刺激产奶，就需要检查喂奶姿势并询问饮食了。

检查结果是：喂奶姿势正确。至于喂养，用了15分钟喂右乳，婴儿已完全饱足。母亲表示有时宝宝好像被奶水呛住，会吐出乳头。这时喂左乳，也用了15分钟，喂哺后检查乳房，左边仍然有很多奶水，特别在乳晕下还积存了不少。经过挤压，乳房松了，刺痛就消失了！

有些哺乳母亲担心自己生产乳水不够，坐月子时吃得特别丰富，又有陪月准备太多食物。好像这位母亲，每天三餐饭，每餐不是猪肉就是鸡，隔天喝一次鱼汤，致使奶量过于充足。

治疗的原则是必须改变厨房策略，停止煲鱼汤，减少吃肉类，多吃豆腐和蔬菜。此外，喂完奶后要检查一下乳房，把乳晕下多余的奶挤走，但不必过分刺激乳房，那么奶量就会慢慢调节，刺痛亦会消退，什么真菌药都不需要了。就是这样，问题就得到解决了。

在美国及加拿大，乳房患真菌感染或会比较普遍，因为他们的饮食多偏向面包、蛋糕，有太多的糖和精制面粉，这些食物会纵容念珠菌感染。

但在香港地区，哺乳母亲的乳房刺痛却不一定跟感染有关。香港人坐月子补身，煲鱼汤，甚至用吸奶器刺激奶量，即便这样，家人仍担心宝宝营养不够，又怕自己产奶量不足。所以香港哺乳期母亲要改的饮食重点，与西方国家有所不同。

这位母亲的乳房疼痛是因为局部胀奶。倘若延迟治疗，有可能发展为乳腺炎，甚至乳房脓肿，那就更痛苦了。

为了孩子的健康，母乳最好。但母亲在哺乳期间所面对的困难，一般医生并没有接受过相关训练。所以我早在2000年就考取国际认证泌乳顾问资格，目的就是协助有志哺乳的母亲能够成功。

2.10 素食家长的网络社区

陈家杰先生是素食健身教练，以过来人的身份开了一个网络社交群组，让素食父母可以分享。以下是他们的一点回顾。

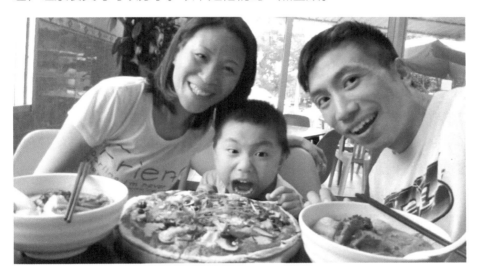

陈太太Ice

我们夫妇素食已有14年，起初只是停止吃肉和鱼，仍然吃奶和蛋，食物没有太刻意配搭，体质依旧，没有明显的改善，仍是经常伤风、感冒、便秘、发烧等。过了6年，开始认真学习配搭，多吃全谷，及天然、多种类、多颜色的植物性食物，奶和蛋都戒去，实行纯素，结果身体状况好起来，越来越健康。怀孕后仍然继续，深信纯素对宝宝一定会更加健康。

因为我们结婚后10年才有小孩，所以家人都很紧张，特别是爷爷奶奶，他们都希望我在怀孕期暂时停止素食，生了宝宝后再继续。幸好有先生支持，我跟爷爷奶奶说，我一定会是世界上最爱惜我宝宝的人，我一定会选一条正确的路给宝宝的，请你们放心。之后我就再没有理会他们说些什么了。

结果，我这位超级高龄产妇，在整个怀孕期，都没有呕吐和抽筋，宝宝是顺产的，体重2.9千克，一切正常，宝宝非常健康。儿子成长期不论是身高、体重等都符合生长标准，从未生病，到现在7岁都仍是零药物。事实已证明了给家人看，纯素食是会让宝宝健康的，所以他们都不再反对了。

怀孕期并没有刻意去补充，只是吃的比平时多，怀孕之前每天吃3餐，怀孕后每天吃5餐，多饮了高钙植物奶且多吃了水果和坚果。我不是营养师，亦不是医生，我不懂得怎样去计算所谓的营养，只是除了和动物有关的食物以外，谷、果、豆、菜、种子、坚果类都要均衡地进食，吃的都是天然、无添加剂的食物。

坐月子期间的饮食也跟平常差不多，只是减少了一些寒性食物。例如，苦瓜、冬瓜、白菜、白萝卜等。水果则以红色和黑色为主，每天都会喝陈皮党参南枣炒米茶。

我在喂母乳时不太顺利，孩子出生至6个月，都是母乳喂养辅以婴儿配方豆奶，之后加固体食物，两岁多时完全断奶。宝宝刚加固体食物时，我会自制白米糊和水果蓉，到了约9个月再加入适量山药、腰果、栗子、红薯、土豆、深绿色蔬菜等，每次只加1种食材入米糊或稀饭内；一岁之后才混合2种食材。

儿子上幼儿园期间，茶点是我自备的，到了小学一年级，午餐是我送到学校的，儿子并没有因为自己是素食者而有分别，他和其他同学相处亦没有困难，所以情绪上并没有大的变化。

陈家杰教练

吃无蛋奶的纯素初期，体力稍有下降，这是因为身体需要适应时间，这情况只维持了2～3个月，体力就渐渐恢复，而且比吃肉时更强，特别是耐力明显增加，肌肉复原也比较快。最大的好处是，因为完全没有吃到动物脂肪，肌肉线条一直很明显，怎么吃也不会有肚腩，更不用进行有氧运动把吃来的脂肪燃烧，真正达到增肌、减脂、改善健康的健美效果。

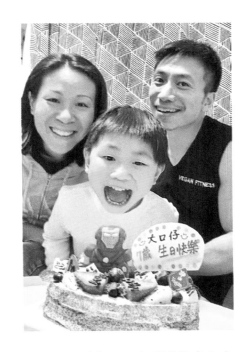

由于我们体验到素食为小孩带来的好处，更希望把得来不易的素食育儿经验保留，并分享给更多家长，于是创立了一个香港的素食宝宝脸书群组"Super Veggie Kids"，定期举办素食家长分享会、素宝宝Party，更感谢有儿科医生梁淑芳博士常常无私为我们群组家长分享。

以下是儿童营养方面5篇最新发表的文献摘要。

素食幼儿的营养状况

作者

香港中文大学儿科学系 梁淑芳，余颂华，苏鸿钧

香港中文大学内科及药物治疗学系营养研究中心 陈淑薇

目的

人们普遍都担心素食婴幼儿会营养不良。由于有了网络就能借"素食家庭"网上群体进行有关研究。

方法

在2013年10月，我们召集了他们，准备好以往在母婴健康院测量的身高、体重数据，并现场为孩子们测量身高、体重，询问过去3天的饮食，又使用食物频率法，计算他们的营养状况。同时，过去的疾病也作记录。18个月后，致电各家庭询问孩子在这段时间的病情，并邀请他们验血，排除贫血。

结果

一共有20人的数据，年龄范围在7.4月～5.8岁，其中16位是全母乳喂养至6个月，然后加以固体食物；6位则辅以牛奶或大豆配方奶粉；有2人是"蔬食"或"纯素"，即无牛奶、无鸡蛋的素食者。父母选择素食

的原因主要是健康（53%）和宗教（41%）。所有孩子均正常生长，并合乎他们的遗传轨迹。其中2位曾一度被母婴健康院人员或儿科医生怀疑过。计算了17位的营养素摄入，维生素C摄入量全部达标；90%以上儿童的蛋白质、铁和锌的摄入都达到了建议量；只有5位愿意验血色素，全部都正常。家长都认为他们孩子的健康比其他同龄孩子好，较少患病。

总结

很多人认为婴幼儿不应该素食，但事实证明，素食幼儿可以很健康。虽然采纳均衡素食的人只是少数，但他们也应同样受到尊重、教育和支持，无需强行改变他们的饮食原则。

原文为英文，在2015年的香港儿科学会上发表，并刊于会刊第45页。

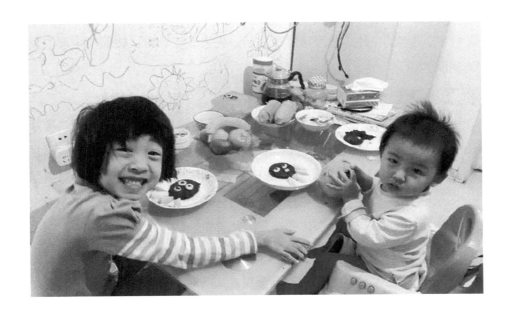

全谷植物性食物饮食手册对逆转高血脂的成效

作者

香港中文大学儿科学系　梁淑芳

背景与目的

有研究显示，积极改变饮食能逆转高血脂。因为要教育患者为何和如何改变非常费时，所以我把有关指引写成普及手册，希望能事半功倍。这是一个愿意使用这手册的高血糖及高血脂病人的效果报道。

方法

这本名为《厨房医学》的手册，内有科学知识和21天简单美味之食谱，食材全是全谷、低升糖指数、低盐、低糖、低油。患者为58岁女士，刚被检测有糖尿病和血脂高，空腹血糖为15.9（正常值为3.3~6.1）毫摩尔/升，胆固醇为7.8（正常值为5.2）毫摩尔/升，甘油三酯为7.98（正常值<1.7）毫摩尔/升。她愿意暂不服药，先去改变饮食，按照书中建议及临床指导实行。

结果

21天后，指数已见明显下降，血糖9.6毫摩尔/升，胆固醇5.7毫摩尔/升，甘油三酯2.3毫摩尔/升，她感觉比以前更精神更有活力，故愿意继续。由于她要旅游，预料饮食选择会有所限制，故服用低剂量的糖尿药。90天后复诊，全部指标已接近正常，分别为6.5毫摩尔/升、5.3毫摩尔/升和1.98毫摩尔/升。糖化血红蛋白从起初的12.7%跌至7.1%。

结论

手册能有效节省医生和营养师会见病人的时间，并显示全谷天然素食能有效地降血脂。

原文为英文，在2018年第七届亚洲营养会议上发表，编号45。

重量曲线位下调是否属于生长缓慢

作者

香港中文大学儿科学系　梁淑芳

引言

在婴儿死亡率高的国家，前线医护人员要跟踪婴儿的生长，若体重百分位向下滑，就定为生长缓慢，有待食物补给。在香港这类富裕社会，如果把这种生长现象，看成要给予更多食物，可能会制造灾难。

方法

记录身长、体重和饮食是作者在门诊的常规操作。过往的记录中，有一位典型病例，体重从5个月时的第90百分位，下滑至12个月时的第3百分位，但他并没有营养缺乏的病征。

结果

婴儿出生时足月，重2.4千克，全母乳喂养。第3天出现黄疸，要照灯，当时有医院职员向该母亲说，基于她的出生体重和黄疸，评定她为母乳喂养不足，于是母亲并命进食动物性食物，包括牛奶、芝士（奶酪）、鸡蛋和肉食，又更频繁地亲自哺喂孩子。到了两个月，婴儿体重已达到出生时的双倍，而6个月时就有出生时的3倍。所以她体重从出生时的第3百分位攀升到了5个月时的第90百分位。在开始吃固体食物时，她吃得很少，体重一直没有增长，服用了维生素和补充剂，胃口仍是一样。到了12~18个月，体重沿着第3百分位，而身长一直在第3百分位，身高别体重从未跌出警戒线。

结论

此例说明，这个孩子的身长、体重在第3百分位才是正常的，错在6个月前的催谷。之后，婴儿的胃口自我调节，让体重返遗传所给予的正常轨道。如果忽略这点，我们会把3%的婴儿都强迫饮食致营养过多。

原文为英文，在2018年第七届亚洲营养会议上发表，编号246

在门诊推广健康饮食

作者

香港中文大学儿科学系　梁淑芳

引言

以全谷、植物性食物为基础的饮食能预防慢性病。良好的饮食习惯需从小建立，其中一个教育家长的机会是孩子有需要来求诊时。

方法

笔者买备一些健康零食放置诊所。另外，自制一些食物带去让孩子试食。当孩子喜欢吃时，就指导家长如何买和做。特别针对有饮食问题的孩子。

健康零食包括：少糖、少盐、少油的糙米饼，紫薯脆脆，干果及果仁等；自制食物包括玉米黄豆糙米饭，杂菜浓汤，纯素、无麸质的红薯饼和不含牛奶的巧克力。

结果

家长惊讶地发现孩子竟然愿意吃这些健康食品，原来在家不愿吃白米饭的，在此愿吃有味的糙米饭，不愿吃蔬菜的在此愿意喝杂菜汤，只喜欢喝牛奶、吃面包、蛋糕和巧克力的也愿意放弃。

结论

对孩子健康的食物可以是美味的。病人不必要因为戒吃垃圾食物而不开心。最佳的教导时机是门诊看病之时，亲身实践了让食物成为药物。

原文为英文，在2017年十三届亚洲儿科研究学会会议上发表，编号83。

在学校推广健康饮食

作者

香港中文大学儿科学系 梁淑芳，余颂华，宋银子

香港中文大学内科及药物治疗学系营养研究中心 陈淑薇

香港中文大学社会医学系 李大拔

背景与目的

多项研究证明，香港地区有很多孩子不喜欢吃蔬菜，连学校供应午餐的蔬菜都不愿意吃，这种饮食行为将会使他们容易患病，特别是慢性病。改变饮食习惯，学校是一个理想场所，本研究希望让孩子品尝美味的健康植物性食物。

方法

第一作者设计了多款健康美味且美观的食谱，为160名6岁小学生准备纯素午餐。事前预备包括向家长、教师讲解，1小时讲理论，进行2次共计4小时的工作坊。当日由30位义工一起准备了8个菜式：

1. 素鸭；2. 鹰嘴豆素汉堡；3. 蒸米粉；4. 玉米毛豆饭；5. 沙拉；6. 鹰嘴豆饭团；7. 杂果仁糖；8.红薯蛋糕。

结果

所有学生都很雀跃地享受所有食物。

结论

此研究显示，学校是一个让家长学习健康饮食理论和方法的好地方，并证明健康饮食可以美味，并能让孩子接受。

原文为英文，在2017年十三届亚洲儿科研究学会会议上发表，编号82。

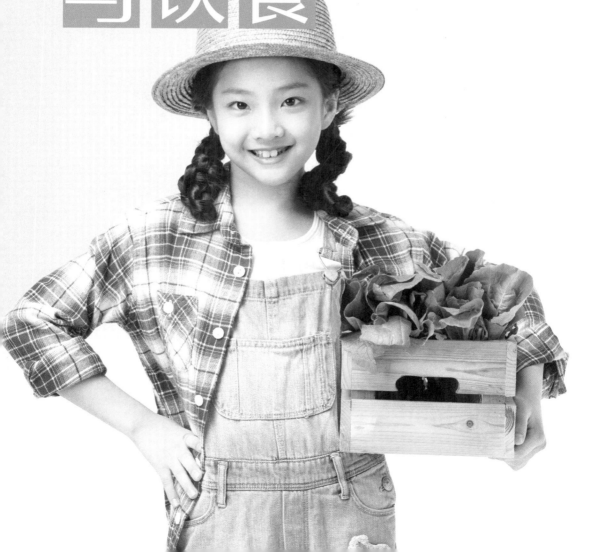

第三部分

儿童过敏症与饮食

CHAPTER 3

3.1 患儿家长来信

　　我相信饮食与健康息息相关。在治疗患儿的同时，我会同时询问他们的饮食习惯。如果他们能改变不良饮食习惯，治疗效果会大大增加。

　　可是，我的建议往往会受到患儿家长的质疑。虽然感到孤单，但我仍选择继续坚持，相信总有病人得益。

　　以下是曾经接受我建议的患儿家长，他们来信的主要用意是与其他患儿家长分享，其次是对我的支持和鼓励，实在非常感谢。

女儿丈夫同患湿疹（Echo一家）

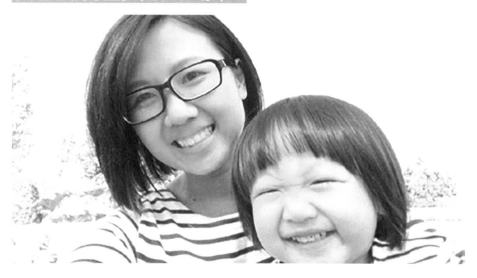

　　我是Echo，一早知道在香港，每5个成人便有一个患湿疹，而婴儿患湿疹的情况亦相当普遍，几个月大的婴儿满脸湿疹已经是见惯不怪。

　　我5岁大的女儿出生不到一个月便患上严重湿疹，经常渗水、流脓、流血。先生也受严重湿疹困扰几十年，已将其视为不治之症，不求解决但求学会与之共存。

后来，我认为凡事总有因果，找出原因，对症下药，总会有解决的方法。跌跌碰碰之下，我在女儿半岁大左右时，找出了影响湿疹一个很关键的因素：食物！

我在梁淑芳医生的引领下，逐渐了解到食物和许多疾病息息相关，通过阅读梁医生的著作我明白了饮食会伤害免疫系统，造成免疫系统失衡，便可能引发湿疹。

现代人太依赖工业化的食品，精制、加工、含大量添加剂的食物充斥着我们的胃口，同时摧垮我们的健康。我深信食物可以致病，也可以治病，只要重新调整饮食，在餐单内排除坏食物，加进好食物，追求返璞归真的饮食之道，吃天然的真食物，许多病痛是可以不药而愈的。

这几年我放下工作，全职照顾家庭，花了大量的精力和时间去学习和实践以上所说的饮食之道，不但女儿的情况已完全受控，连先生数十年的湿疹也已经差不多痊愈，这是我意料之外的！希望我们一家的经验，可以为其他人带来一点点启发，通过饮食为自己的健康负责！

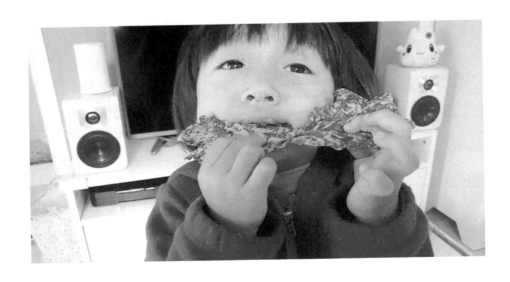

湿疹、哮喘、便秘（熹熹）

熹熹初生时，90％喂哺母乳，10％饮用奶粉。当他两个多月大时，已患上了支气管炎，需要用Ventolin来医治。当时，他的湿疹问题已开始出现。到他4个多月大时，他又患有腹泻，于是我停止了喂哺母乳而完全改用豆奶粉，而他的健康情况仍不太理想，经常患伤风感冒。他的皮肤亦十分敏感，只要接触到鱼汁，就会出"风疹"。

当小儿一岁大时，他的健康情况每况愈下，哮喘不停发作，还需要用类固醇来医治，湿疹更甚，皮肤出现红、肿、痒，肠胃亦感到不适，出现腹泻。当腹泻治好后，另一个使我们极为头痛的问题出现了，就是便秘。我们不断寻求西医、中医的协助，及尽量给他富含膳食纤维及通便的食物，可惜仍然无效。久而久之，他每次大便都要依靠中药、泻药、甘油条等药物协助。情况最差时，他曾有10天没有大便。

只有一岁多的小儿日复一日地承受着便秘之苦——肚痛、大便像波子（又圆又硬，似弹珠）一样且带有血水，再加上有湿疹及哮喘问题、臀部溃烂，还要天天服药。这情况持续了整整一年。身为他的父母，心里感到非常无奈、痛苦、不知所措。

幸好，当儿子到两岁多时（约2005年9月份），我们接受梁医生的建议，为小儿做血液测试，测试他对96种不同食物的即时及延迟过敏反应程度。结果显示，原来他对多种平日常吃而又非常普通的食物如小麦、白米、香蕉、蛋、鱼等的过敏反应程度非常严重。最初见到结果时，我们都有半信半疑且不知所措的感觉，不知儿子不能吃以上的食物时可以吃什么呢？

但是，我们已尝试过多种方法处理儿子的问题都未见其效。所以，我们决定将儿子的餐单完全改变。爸爸花了很多时间与心思到处寻找一些不令儿子过敏的食物，尤其是主粮方面，给他喝糙米奶，吃糙米饭、无小麦成分的粉面及饼等。

皆因儿子以往服用太多药物，所以他对新的食物都非常有戒心。幸好，几经辛苦及搏斗，最终他都愿意接受那些新食物，约三周至一个月的时间后，小儿的湿疹有明显的改善，便秘问题更不药而愈，哮喘复发情况也大大减少。从改餐单至现在，已半年了，今天他已两岁8个月，虽然他的健康问题未完全康复，但情况已十分稳定，尤其是他的便秘问题，我们已可以放下心头大石，天天都见到他有靓"便便"。

其实，无论是在处理小儿以上种种健康问题的过程中，还是问题最终得以改善，都有赖梁医生的悉心医治。在此，真的衷心多谢梁医生的帮忙及关怀！

经常咳嗽（熙扬）

小儿熙扬自周岁始经常患感冒咳嗽，而且伴有呕吐痰液及晚咳，严重影响睡眠质量，需经常看医生。医生多认为是小儿常见之气管过敏，孩子长大后自会好转。我起初不以为然，心想咳嗽的小孩亦有很多年龄较长的，眼见身边朋友的小孩亦常有咳嗽。但久而久之，咳嗽情况未有改善，咳嗽难以停止，胃口欠佳且腹胀，身体相当消瘦，情况持续半年多，令我们非常担忧。

其后更因感冒引起支气管发炎及收窄，呼吸困难，入院治疗后，确诊患有哮喘。需使用吸入式舒张及预防药物。但痰多及晚咳情况未能完全改善，还不时罹患呼吸道感染。经梁医生诊断后，她说出一个奇怪的建议——停止饮食牛奶及其制品。当时的我还是半信半疑，还问梁医生奶不是很有营养吗？以往接收信息只知奶品是营养佳品，我亦不时购买芝士及奶酪等。心存万千个问号。但凭着梁医生的坚定语气，我抱着不妨一试之心态，开始减奶。神奇的现象在3天后出现了，熙扬的痰多及晚咳现象几乎消失，腹胀及胃口改善，就连小儿的情绪也平和起来，及后便跟着梁医生的小儿健康饮食指导，实践均衡饮食。

在此感谢梁医生的治疗，并热心撰写有关儿童饮食之书籍，使家长们获益良多。

期望此信可对其他家长们有所帮助。令孩子健康成长。

怀孕期戒牛奶防湿疹（崇天、子悠）

我是一位两个孩子的母亲，大儿子崇天今年5岁半，小女儿子悠刚满1岁。虽然自己是一名专业人士，并受过高等教育，但发觉照顾孩童真不像想象中简单，当中有不少事情也是边做边学。

为人父母，必然会把最好的送给儿女。1999年夏天，我知道自己怀孕后，便开始阅读孕妇及育婴书籍，也少不了向前辈们学习，于是刻意在生活作息及饮食营养上调节。当中各家各派及中西学说纷纭，但其中一点颇为一致，即孕妇要多喝鲜牛奶。那时候，我其中一位好姐妹（她是一位护士）曾劝勉我不要饮用牛奶，而改饮豆浆，但我对此提议半信半疑，最后按主流说法，几乎每天都喝一盒鲜奶。

大儿子于2000年4月23日出世，重7.5磅（约3.4千克），很健康可爱。产假期间我以母乳喂养儿子，除滋补汤水食物外，我也每天饮用鲜奶，相信以形补形可增加我的供奶量。但约一个月后，情况不妙，儿子眼睑长了很多红点粒粒，大概是湿疹之类，这情况好好坏坏地维持了一年有余。儿子3岁入学后，很容易伤风感冒，慢慢变为每天早上起床都有敏感咳嗽。一次我带儿子往梁医生处就医，她细心向我分析牛奶是过敏原的道理，并建议儿子戒除进食乳制品。虽然不能做到百分之百与乳制品绝缘——因为芝士（奶酪）、冰激凌、巧克力对儿子的吸引魔力实在太大——但自从将饮牛奶改为饮有机豆奶后，儿子的过敏咳嗽情况已大大改善了。

2004年，我再次怀孕，梁医生建议我跟儿子一起饮用豆奶，好让胚胎自开始孕育便少接触过敏原。小女儿去年10月中旬出生，样子跟哥哥很像，我同样以母乳喂哺，但我哺乳期间改饮了豆奶或自制豆浆。到我上班后，便为女儿加添低敏奶粉。小女儿的样子与哥哥差不多，但皮肤像雪米糍，又白又滑，人见人爱。

回想6年前，如果我接受我好姐妹的建议，或当时有机会接收多点关于过敏的信息，相信我可以为大儿子缔造多些健康的基础。当然今日知道了，起步还不算迟。

这片段的分享，望能唤醒多些母亲或准母亲对过敏原的注意，好让下一代的小宝宝能健康成长。我的一对宝贝儿就是一个见证，同样的基因（Nature），一点点不同的后天因素（Nurture），便出了不一样的结果。

牛奶与血便（宏明）

宏明，2005年5月10日出生，出生3个星期以后，陆续出现大便有血，一个月后血越来越多，有时整个大便都是红红的，看过几个医生，做了很多检查，结果都很正常。小孩生长也很好，不知是什么问题，有医生担心他大肠上长有息肉，建议入院检查，身为父母的我们，非常担心和着急。

同年6月30日，经朋友介绍，我们带着宏明来看梁医生。梁医生检查后，很明确地指出宏明是对母乳中的一些成分过敏，建议我马上停止喝牛奶、吃鸡蛋，不需吃药。

从未听过宝宝喝母乳也会过敏甚至出血，真是难以置信，但当我停止喝牛奶两天后，宝宝的大便次数明显减少，也慢慢不出血了。

现在宏明已三个月大，体重约16磅（约7.2千克），很少再有便血情形出现，长得非常好。

在此我们非常感谢梁医生。

小麦与大便有血（仔仔）

转眼间仔仔已经一岁了，一直很想总结一下，与其他妈妈分享一下我和仔仔的经历。

大女儿（孜孜）小时候由梁医生诊断过有牛奶过敏（注：是经母乳喂哺而牛奶过敏）。当仔仔出世时，我已经很小心地选择了低敏奶粉给他，在我未出院前及未有充足人奶时，作"补奶"之用。不幸地，在仔仔出生后一天，我便发现他的大便有带血丝的黏液，情况和大女儿小时候一样。

于是我将仔仔的情况及大女的过往经验告诉家庭医生。经商议后，仔仔便改以豆奶配方奶粉喂哺。但到第三天，仔仔的大便仍然有血丝，验血结果显示有发炎，而且午夜有呕吐的状况，于是在第四天早上，家庭医生为安全着想，将仔仔转往某公立医院儿科观察。入院后，照X线，验血，服食抗生素。经过漫长的一个星期，抗生素疗程后，医院的儿科医生告诉我，仔仔不是肠塞，但不能确定是否为牛奶过敏，因为在医院仔仔喝了几天一般奶粉，却并未再有便血。无论如何，仔仔能健康出院，已经是谢天谢地了。

由于不能确定仔仔便血的原因，在坐月子期间，为确保我的母乳不含丝毫奶酪成分，我的餐单便谢绝了一切奶类制品，餐餐吃饭，猪脚姜当下午茶。如是者，在全母乳喂养下，仔仔每次的大便都是最漂亮的"芥辣黄"，直至满月。

满月后，我为免孩子姑姑每天舟车劳顿来煮早饭，且认为"坐月子"期已满，于是早餐开始改吃面包（以为没有牛奶成分应该没问题），但过了约两星期，便发现仔仔的大便渐转了颜色，质地亦较稀，再过多几天，又开始有些黏液，不久又出现血丝了。

这时候，我心里实在很疑惑和担心，因为根据上次大女儿的经验，在梁医生建议下戒除了所有奶类制品后，大女儿的便血情况就不药而愈了，但为什么仔仔在没有接触牛奶的情况下仍有便血呢？于是我再带仔仔去请教梁医生。梁医生问明仔仔的症状及饮食习惯后，建议我戒掉小麦类、鱼类和蛋类。当我完全戒掉这些食物后约两星期，仔仔的大便就再没有黏液及血丝了。

由于不能确定是哪种食物导致仔仔肠敏感，我唯有在仔仔情况稳定后，像做实验般每次试食少量蛋类或鱼类食物，由于小麦类始终是头号"嫌疑犯"（对比坐月子期间及其后的饮食），因此我一直未敢尝试。

直至仔仔5个月大，在偶尔戒备松懈下，仔仔喝了最平常不过的开奶茶，之后竟然又是便中带黏液及血丝了。这才发现原来开奶茶是含有麦芽成分的，亦因为这次疏忽，验证了仔仔应该是小麦过敏，而代价当然是再一次刺激了肠道。

此后，我便再进一步确定应戒除所有含"麸质"类的产品，早午晚餐不外乎是饭类、米粉，而面包、饼干等一概免问。为了孩子的健康，我相信每个妈妈都是可以做到的。

如是者，仔仔9个月大了。有一次同事请我吃一粒含麦芽糖成分的糖果，我心想，只是一粒糖罢，何况仔仔已经9个月大了，吃一粒试试看吧！结果，万试万灵，仔仔喝了含麦芽糖成分的母乳后，又便血丝了。

自此，我和仔仔唯有继续严守"无麸质"的饮食，等仔仔大些再咨询梁医生。

老实说，从前我真的对小麦过敏没有任何认识，但现在我已懂得在哪里可买到和如何自制"无麸质"的蛋糕及面包了。

我希望借助仔仔的个案，能让多些人知道除了牛奶外，还有其他可导致婴儿肠道过敏的食物。当然，更重要的是原来以母乳喂养的妈妈亦需注意自己的饮食。

在此我非常感谢梁医生，在我彷徨无助之时，她给我、女儿、仔仔提了一个简单但最有效的建议——戒口，免却对婴孩做一番折腾而又未必有明确答案的入侵性身体检查。

一定要喝牛奶吗？（健仔）

相信有许多家长，都会有宝宝不肯吃奶和不肯进食固体食物的经验，我也不例外。当遇到这个问题时，我们应该怎么办呢？

我儿子健仔从4个月大开始，忽然不肯饮奶，每次啜几口便推开奶瓶，一餐奶分几次喝，但仍达不到奶粉罐上指定的分量。后来发现他在刚入睡前，可以喝得较多，所以每次尽量安排在他入睡前才喂他。

初为人母的我，为了让他喝到"足够"的奶量，每天都十分疲惫，后来从网上得知，有些婴儿会在这阶段有厌奶的表现，不必去勉强他，宝宝的饮奶量会自然调节，不必太过紧张饮奶的多少。

初时以为这段厌奶期会很快过去，谁知这一过便是两个月。他快6个月大时，开始对饮奶恢复兴趣，我亦可以正常时序喂他奶。

到他足6个月的时候，我便按健康院护士的指引，慢慢地为他引进固体食物。

开始时每天1次，每次1茶匙米糊，几天后加至2茶匙，但不知为何，他对这些食物有点抗拒。起初以为他未能适应固体食物的口感或味道，所以我每两三天便更改或加入新的食物，为求引起他对食物的兴趣。

然而，一天一天地过去，他不但没有增加胃口，反而愈加抗拒，有时甚至连一口都不肯吃！为此我曾经咨询过两位儿科医生，他们都同样表示，我儿年纪尚幼，只要肯饮奶便可，还嘱咐我慢慢来，无需太担心。

我当时想：我儿1天饮5次奶，每次7~8盎司（200~240毫升），应该没太大问题吧！如是者，过了两个多月，情况依然没有进展，我开始有点担心起来，经朋友介绍，我又看了另外一位儿科医生，她跟之前两位医生的意见相同，认为宝宝只要肯饮奶，营养暂时应该足够，她建议我减少喂一餐奶，借此增加宝宝的饥饿感，看看情况是否有改善；之后我便按她的方法去做，在傍晚时分减少喂一餐奶，可惜问题依然没有改善。

虽然多位医生都认为肯饮奶就没有大问题，但我总觉得心有不安，因为大部分幼儿在此阶段都已经进食固体食物，有些甚至开始一天吃两餐，为什么我儿一点都不肯吃？是食物煮得不够味美、口感欠佳吗？

为此我几乎每天都上网查看婴儿食谱，尝试做各式各样的婴儿菜，可惜每天都以战败收场，无功而回。虽然我儿每天都肯饮奶，体重有增加，表面上没有大问题，但他的行为表现和情绪却有点异常，从会爬会走开始，他就像停不了的马达，整天走来走去，只顾自己玩，连有人叫他都不理睬，我们夫妻俩初时都不以为意，直至他1岁到健康院检查时，护士表示我儿的活跃程度比一般婴幼儿高，如50%是正常，我儿起码有90%那高！

当时我丈夫问护士，我儿是否患有过度活跃症，护士表示我儿只有1岁，所有猜测都言之尚早，但后来护士继续提问及观察，发觉我儿与人没有眼神接触，自顾自玩，又不听别人指令，她便觉得我儿在情绪及行为上都有问题，加上饮食方面又不肯进食固体食物，于是建议我们跟健康院医生会面，看看是否需要转介其他专科跟进。

我们夫妻俩带着沉重的心情回家，接下来几天，更不断四处查探关于过度活跃症的资料。忽然我想起我前老板的儿子也患有此症，便立即致电垂询。我前老板听罢我儿的情况，觉得他的情绪及行为问题，可能与喝牛奶有莫大关系！因为他儿子当年的心理医生曾对他说，有些幼儿会对牛奶等食物过敏，从而诱发情绪问题，减少喝奶甚至戒奶后情况会有好转；另外，他亦曾在网上看过一些由梁淑芳医生撰写的有关这方面的文章，建议我向梁医生咨询。

两日后，我联络上梁医生，她研究过我儿的个案后，建议立即替我儿减奶，由每餐8份奶粉减至4份，而饮水量则维持不变，借此增加他的饥饿感，从而尽快开始进食固体食物；另外，梁医生开了些肠胃药及维生素补充剂，帮助我儿调节积滞已久的肠胃。

回家后，我依梁医生的指示，立即给儿子减少奶粉及定时进食肠胃药和维生素补充剂，过了两天，他神奇地开始进食固体食物，分量与日俱增。一星期后，儿子已经能够吃上两餐固体食物，而每餐可以吃到1碗（中碗）粥或米糊！

到复诊时，梁医生建议我继续为儿子减少奶量及餐数，并由原本的婴儿牛奶改为燕麦奶粉，希望借以减少由牛奶带来的饮食及情绪问题。我依梁医生的方法，为儿子改吃燕麦奶粉、减少奶量及餐数，并定时进食肠胃药及维生素补充剂。两星期后，我儿已经能够早、午、晚三餐定时进食固体食物，而且分量有增无减。

我儿现在已1岁4个月大，他进食固体食物的情况十分稳定：早餐1碗麦皮加半块面包；中午1碗半至2碗粉面类或粥，再加半个生水果；晚餐1碗半至2碗粥或饭，加半个生水果。

他自从戒饮牛奶及进食固体食物后，情绪及学习能力方面都进步不少，他现在对四周的人和事都感兴趣，别人叫他的名字或逗他玩的时候，他不但有眼神交流，而且表情丰富，还常常学习别人的动作，整天叫"爸爸""妈妈"及"咿咿呀呀"地想跟别人说话，跟4个月前那个自顾自玩的表现，实在有很大分别。

我们夫妇俩都觉得儿子的改变跟他的饮食习惯有莫大的关系，我们都很感激梁医生，帮我儿选对了戒饮牛奶这条路。我明白虽然每个宝宝对牛奶的接受程度可能不一样，但以我儿情况为例，若我们坚持"非饮牛奶不可"这个观念，他可能就没有今天的进步！

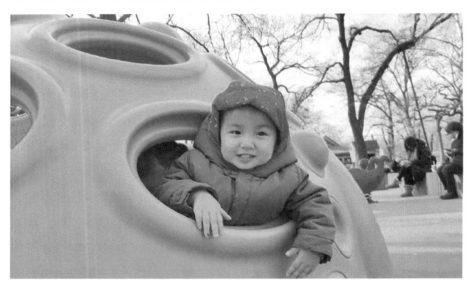

3.2 牛奶过敏

我全家人都有过敏症。

我在40多岁时，曾被无名的瘙痒所困扰，当我戒吃牛肉与牛奶以后就痊愈了。我两名子女在小时候也曾分别患有湿疹和眼部过敏。药物的帮助是短暂的，但戒口以后病情便大大好转。这样的亲身经验引起我对"食物可以引起敏感"问题的注意。当我扩大阅读范围后，我便看到很多海外西医类似的经验，于是我便开始尝试应用在病人身上。

要说服病童家长戒口，绝对不容易，因为他们都会异口同声地说："怎会有西医说戒口的？孩子戒了口便没有什么可吃，怕会营养不良！"愿意接受我建议，并且实行正确食物搭配的，不少都会对疾病的好转和体质的改善感到惊讶。

在西医界里，确实对食物过敏有不同的看法。大家观点一致的是：若某种食物引起即时性的生命危险，例如全身红肿、呼吸困难、休克等，那一定叫食物过敏（Anaphylaxis），在确诊上绝无困难，在医治上则一定需要过敏科专家的悉心治疗。不一致的是某些食物可能引起不适，但不太明显，而且有延迟性，这在确诊上会有些困难，有人喜欢称之为Food Sensitivity或Food Intolerance，中文译名是什么？有人称之为"食物过敏"，或者"食物不耐受"。那么，究竟影响着多少人呢？很难说。关键要看医生或研究人员有没有经常考虑到疾病与食物的关系！

《英国医学杂志》在2009年8月刊登了一篇文章，题为《儿童牛奶过敏——容易被漏诊》（Easily Missed - Cow Milk Allergy In Children），作者指出，在英国，很多儿童确实患有牛奶过敏（估计占所有儿童的3%）却迟迟没有被诊断出来。例如婴儿反复呕吐、因肠痛而哭闹（Colic）、湿疹（Atopic Dermatitis）、鼻过敏（Allergic Rhinitis）、气喘（Asthma）、腹泻甚至直肠炎导致的便血（Protocolitis）等，最好的诊断方法就是让他停止喝牛奶，用其他适合婴儿或儿童的食品代替，待症状消失后，再喂以牛奶，如果症状重现，便可确诊。

其实香港地区也有类似的临床经验——不少人因为迟迟才确诊为牛奶过敏而受了不少苦！以下是其中一些案例。

肚痛

婴儿8个月以来都有腹痛，晚上哭闹不停，屡医无效。直至停了牛奶婴儿配方，转用其他特殊的婴儿配方并喝粥（稀饭），情况才立刻改善，父母终于得到了8个月以来的第一次甜睡。

婴儿湿疹

6个月大的婴儿全身湿疹，医生给了类固醇药物，母亲怕药物有副作用，没有定时用。婴儿整天都用两手抓面部、腿部，甚至有时弄至出血。直至停了牛奶，换了其他特殊的婴儿食物后，加上适当的护肤药物，就再没有不停地抓了，变得对外界有兴趣，把弄玩具，变得开心、机灵。妈妈说："早前，还以为他智力有问题，现在才明白他是正常的，只是那时他实在太痒了，哪有心情注意其他事物。"

呕吐

3岁的女孩，自小呕吐，屡医无效，父亲说，花了20多万港币，未能把女儿治好。直至接受停止喝牛奶的建议，她便再没有呕吐了！只需一次的诊治就好了。父亲慨叹："为什么之前从未有医生告诉我有牛奶过敏这回事？"

成人湿疹

儿童湿疹可以持续至成年。同样，牛奶过敏亦可以持续至成年。一位男护士自小患湿疹，试过不同的治疗方案，仍受困扰。近日由于猪流感爆发，要经常洗手。两只手掌都呈现爆裂、红肿。身体其他部分也有红肿，晚上不自觉都会抓，睡不好。直至他接受牛奶过敏这概念，停止早餐的鲜奶、奶茶之类的食品，加上其他药物和食疗，一个星期后便全部好转，手掌完全光滑。他说："在自己成长及接受医学训练期间，完全没有听说过牛奶会过敏，只听说牛奶有益。"

6岁的女孩鼻过敏非常严重，白天距离很远也能听出她有鼻塞，晚上睡觉时她则要用口呼吸，鼻鼾声很大，菲佣都无奈地习惯了这声响。专科医生看过了，手术也做了，鼻过敏药物甚至类固醇也用了，但效果并不显著。直至接受了停止喝牛奶的建议，一个星期后，菲佣说："她好了六成。"几个星期后，睡眠已变得安静了，日间也再没有鼻塞现象。父母也觉得甚为稀奇，当然很快乐；女儿睡眠品质好了，上课精神也好了，人也变得活泼、开心。

以上患者，当他们好转后，曾尝试喝配方奶，或者吃面包、芝士（奶酪）、蛋糕之类的食物，但吃（喝）过之后，以前的症状便会复发，戒口后又重新好转。这现象说明了上述食物含有牛奶成分。

当今的香港社会饮食颇为西化，牛奶与牛奶制品多种多样，对牛奶有潜在过敏的人，实在很容易出现这样或那样的病征。只是并不太容易诊断，这也是牛奶过敏容易被忽略的原因之一。

另一个原因是诊断方法。过敏的病理分为IgE与非IgE，目前只有IgE的测试比较普及（有皮肤测试及验血），非IgE的化验还处在研究当中。有些与IgE有关的过敏可以非常严重，可以致命。而非IgE的过敏一般不会致命。两者的治疗方法都一样：避免一切含牛奶的食物，哺乳的妇女也同样要戒口。情况在三年之后或会改善。

3.3 牛奶的历史真相

亚洲地区的人们，包括中国人，没有喝牛奶的传统习惯；即使英美国家的人们，也不是从来都喝牛奶。

3.3.1　香港地区的情况

20世纪60年代的香港开始出现炼乳（亦称"炼奶"），当时炼乳被视为珍品，未能以母乳喂哺的婴儿都被建议用炼乳，相信今天绝对没有母亲这样做。

20世纪70年代奶粉在香港出现，奶粉起初主要用来作救济品。不久婴儿奶粉亦开始推出，很难溶于水。婴儿奶粉最初只有一个牌子，后来陆续增多，主要来自欧美。到了80年代初，市面上已有21个牌子，分为初生婴儿奶粉（适合6个月以下）和较大婴儿奶粉（适合6个月以上）；到了90年代末，迅速增至72个牌子，还分1、2、3、4号等，各牌子有自己的"一条龙"，奶粉公司邀请将要生下婴儿的家长参加宝宝会，定时在宝宝6个月、1岁、2岁、3岁等，并派专人提示家长转奶。到了2008年，日本奶粉也进入市场，只分1、2号，9个月转奶一次。

时至今日，除了儿童奶粉外，市面上还有针对不同年龄段和不同需要的奶粉！在欧美国家，是找不到这么多不同类别的奶粉的。这反映了香港及南亚地区基本上不生产牛奶，而且以前没有喝牛奶的习惯，于是奶商才需用各种不同的理由去说服顾客购买。

3.3.2　只有北欧人长期喝牛奶

到过欧洲旅行的人，都会被那广阔的草地所吸引，见到奶牛则更加兴奋。

欧洲有很多牧场生产牛奶，但也不是从来都有的！从考古学看，在新石器时代（约1万年前），世界上只有极少的地方养牛，其中以北欧为主，他们以牛奶和肉类作食物，少有谷类食物；6000年前的英国有盛载牛奶的瓷器；在中古时期，很多地方已有农业种植活动，似乎只有穷人才经常喝牛奶。17世纪的文献中，已记载有因喝牛奶而不适的症状，包括腹胀、腹痛、腹泻和感染。

3.3.3 150年前牛奶开始普及

随着工业的发展，人类开始用罐储存及运输牛奶，渐渐使之成为一种商业产品。1850年，人类开始生产炼乳；1871年，巴氏消毒技术诞生，使牛奶成了较为安全的食物；随着科技进步，人类又研制出奶粉。1908年，第一家奶粉公司成立。第一次世界大战期间（1914—1918年），牛奶成为战时的粮食之一。第一次世界大战结束后，剩余的牛奶被用来供应幼儿及儿童，这的确能迅速恢复大部分儿童的营养及健康状况。

1930年，婴儿配方奶粉面世，使因战争或疾病失去母亲的婴儿得到了较为安全的粮食。为了战后民心民生的恢复，欧洲与美国的政治家及儿科界都乐于协助推广牛奶。1934年，英国政府更颁布"Milk Act"法令，使所有学校都获得资助，让学生每天上学都能喝一罐免费牛奶。该计划一直持续至1971年才由撒切尔夫人终止，因为彼时儿童肥胖问题已逐渐明显。同样，美国于1940—1957年，也曾在学校、托儿所、幼儿园等推广牛奶。

3.3.4 60年前牛奶才走向世界

第二次世界大战结束之后，世界卫生组织（WHO）成立了食品及农业组织（FAO），推广牛奶和红肉，理由是改善各国在战后的营养欠佳状况。当时很多人认为蔬菜无营养。后来在一些较贫穷的发展中国家出现了大量婴儿死亡，原因是很多母亲放弃母乳喂养，转而选择调配失当且受到污染的奶粉，于是WHO对销售婴儿配方奶粉订下规则，想要挽回母乳喂养率。

从20世纪60年代开始，牛奶的推广上兴起以"补钙"为卖点。80年代开始，更掀起医生、研究人员及政治家对钙的讨论，不少人认为亚洲各民族从来都缺钙，应该改变传统，转向喝牛奶。

不同意此论调的学者也有不少，包括：

1.英国的Anne Prentice，她在非洲的研究发现，那里的人群没有喝牛奶的传统，但个子高，骨骼好，从他们的传统食物中就可以摄取足够的钙；

2.美国哈佛大学的Prof. Walter Willett，他的研究并未显示多喝牛奶可预防骨质疏松；

3.美国康奈尔大学的Dr. Colin Campbell认为，牛奶喝多了，会促进体内癌细胞增长；

4. 美国儿科医生Dr. Frank Oski出书叫人不要喝牛奶，因为牛奶使成年人多患心脏病，使儿童多患过敏症、腹痛和缺铁性贫血。

何况，母乳是最好的。婴儿喂至6个月，开始添加固体食物。1～2岁以后可以断奶，此时均衡的饮食已能提供足够营养。香港中文大学儿科亦有研究指出，中国儿童对钙的吸收效率比欧美国家的高一倍，这反映出不喝牛奶的民族，身体已有机制应付所需。还有更多的人反对盲目以"补钙"的理论去推广喝牛奶的文化，可是这类声音不容易被传播。

3.3.5 全中国的情况

至于中国，直至20世纪初，也很少有大片大片的草地，可以用作养奶牛的牧场。无论地理、气候，似乎都不合适。中国人从来都没有喝牛奶的习惯，也不见得有喝牛奶的需要。考古发现，中国很早期便种植谷类。所以几千年来，中国都以谷类为主粮。也从没有文献、诗歌、戏剧描述中国人民生活中有喝牛奶的部分。

　　最近看了一部电影《孔子》，就如很多中国历史片一样，从来没有任何牧养奶牛或喝牛奶的生活片段，而孔子却是如此聪明，身材亦很高大，还是中国的万世师表。怎能说他没有喝牛奶的习惯，就会"缺钙"？

　　1988年，中国营养学会明确指出，我国的膳食结构与许多国家不同，膳食指南也应根据我国的实际情况来制定。

3.4　牛奶是否被过分推崇

3.4.1　少喝牛奶可减少过敏症、预防肥胖

　　在香港地区，婴幼儿的过敏症越来越多，湿疹、哮喘、腹泻、呕吐等症状越来越普遍。本来有些孩子经过食物过敏测试，发现对牛奶过敏，在饮食上戒除牛奶便可使症状大大减轻，但由于家长误以为牛奶是有益的，不愿意替孩子全面戒除，致使孩子仍然长期被过敏症困扰，或接受长期的药物治疗。

　　究竟牛奶和奶粉在家长的心目中是怎样的呢？

　　不错，婴儿喝配方牛奶一般会比喝母乳长得快，但长得快就表示好吗？婴幼儿生长在正常范围内不就已经足够了吗？　为什么硬要一个天生遗传矮小身材的人变成高大的人呢？变不成高大而变成肥胖值得吗？肥嘟嘟的婴儿才能带给家长或老人家满足感、自豪感吗？

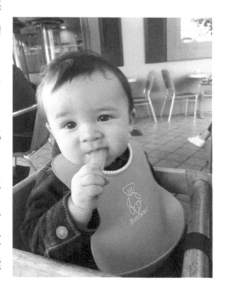

有没有想到上学后，或青少年时期，胖小孩会不会很难与其他同学融洽相处，甚至变得自卑呢？

事实上，胖小孩也会比其他同学更早患上高血压、糖尿病。到了那时，想要他们节食减肥可就没那么容易了。

那么，有必要多吃些蛋白质吗？母乳的蛋白质含量只有牛奶的三分之一，难道造物主弄错了吗？哺乳类动物的奶最适合各自的物种，造物主的智慧不是你我能够测度的。

为了把牛奶做成初生婴儿的安全食物（婴儿配方1号），必须把牛奶的蛋白质含量降低，否则初生婴儿的肾会应付不了，而配方2号、3号等蛋白质含量高些，这是因为婴幼儿肾脏渐趋成熟，较能接受牛奶中蛋白质的分量，也降低生产成本。绝对不是因为随着婴儿成长，每千克体重的蛋白质需要量要增加。何况6个月大的婴儿，已能通过进食固体食物摄取蛋白质及其他营养素。所以，什么年龄转几号配方，完全是市场推销手法，并不是科学或医学上的建议。

医学的建议是完全母乳喂哺6个月，然后逐渐适应进食固体食物。到了2岁，就可以跟随父母的饮食模式。即是说，父母吃中餐，子女也可吃中餐。父母没有喝奶的习惯，子女也不必有这习惯。当然，如果这习惯被医学或科学证实是有利或不利的，子女则不必承袭父辈，而是应该改变，譬如我们传统上多用盐腌制食品（因以往没有优良的冷藏技术，食品也不丰富），而腌制食品与脑卒中、癌症等疾病有关，所以新一代必须改变。除去这类问题，中国传统饮食大致上是没什么问题的。

不少欧美营养学家都非常崇尚中国式的以植物性食物为主的饮食习惯（例如：水果、坚果、豆类、蔬菜、全谷物等），认为是长寿饮食的典范。

3.4.2　吸收营养需均衡饮食

牛奶的含钙量不是很高吗？中国人不是普遍缺钙吗？的确，牛奶的钙含量是母乳的3 ~ 4倍，可是，人类的身体构造并不能充分吸收从牛奶而来的钙。喂鲜牛奶的初生婴儿也会出现缺钙现象。所以初生婴儿配方奶粉必须把牛奶的钙含量降低，而且要调整钙、磷、镁的比例，以改善钙的吸收。由此可见，食物中的钙含量并不是越高越好，钙能否被人体有效吸收才是重要的。

钙的吸收受制于很多因素，除了磷、镁、钠，也包括蛋白质含量、内分泌（性激素）、阳光（维生素D）、运动等。所以要想骨骼好，不如多运动，适量晒太阳，多吃天然的植物性食物。绿叶蔬菜不但含钙高，而且容易被人体吸收。

至于添加了营养素的奶粉，当然比没有添加营养素的鲜牛奶好一些。可是，与天然的食物相比，这些营养素是远远不够的。植物性食物中的植物营养素，仅以今天的科学家能够辨别的来说，大部分还没有加入奶粉当中。何况，还有很多大自然中的奥妙，是科学家还不认识的。

多吃植物性食物，包括全谷类、豆类，是我们人类健康的保证。多喝牛奶反而会削弱这种保证，那就大大的不值了。

得知自己的子女对牛奶过敏，很多家长的即时反应是觉得为难："很多食物都不可以吃？""那会不会不够营养？"

不能喝牛奶，亦即不能摄入任何牛奶制品（包括奶粉、面包、曲奇、蛋糕、巧克力、冰激凌、芝士或奶酪、奶油等）。那早餐可以吃什么？零食可以吃什么？看到别人吃，自己不能吃，不是很难受吗？为此，有些家长不愿意完全戒掉所有奶制食物，以致孩子的症状得不到理想的痊愈，还说："已经少吃了，但偶尔也要给他吃点呀，否则他不开心。"

没错，吃什么食物，个人有自由去选择。过敏症状的严重性，对不适的接受程度，都会因人而异，病人的心理感受当然要照顾。但是，我们戒除某样食物，并不一定要看作是一件"惨"事，也可以看作是一件"好"事，以下是一个例子。

3.4.3 不喝牛奶，既健康，又开心

一位小朋友自婴儿时期已被发现对牛奶过敏，一碰牛奶，便会全身瘙痒。当他稍微开始懂事时，母亲便告诉他，是牛奶使他不舒服。他也感觉到了。所以在他的食谱里，完全没有牛奶和牛奶制品。今年他读小学一年级，而在整个幼儿园期间，他都很满意自己的食物。更重要的是，他很少生病，一年都没有感冒一次；身材很标准，估计将来肥胖的可能性微乎其微；连父母的健康也因为饮食的调节而改善了。

自1岁后，他早餐吃粥、粉、面、饭；午、晚餐吃饭；茶点是水果或果酱麦包（不含牛奶）。他很少吃甜食，很喜欢吃各类蔬菜，还可以说出某些蔬菜的益处。即使幼儿园开生日会，别的同学吃蛋糕，他也不为所动，因为对他来说，能与同学们一起玩便已心满意足了，蛋糕、巧克力等食物并没有什么好吃。

他感觉到父母很疼爱他。父母吃的，都大致跟他一样，不会吃以奶油、芝士（奶酪）做的西餐。父母亦因戒除了牛奶和奶制品（不是油就是糖），饮食中脂肪与糖的含量自然减少，蔬菜类食物自然增加，从而使健康状况大为改善。

如果有人认为饮食中戒除牛奶，便会营养不良，上述的案例希望能使大家安心。而且因为他1岁便断奶，所以固体食物吃得特别顺利。没有牛奶的饮食可以是更有营养、更加有益的。全家都可以由此受益。

3.4.4 所谓完美食物

有人说："牛奶是世上最完美的食物，所以作为人类，一生都要吃它。"你觉得这说法合理吗？

既然奶是初生哺乳类动物唯一的食粮，它当然是完美的食物。不过，每种哺乳类动物的奶的成分都不同，对于各自物种是完美的食物，但对其他物种却不完美。

譬如牛奶对于小牛是完美的，对于小鹿就不是完美的。即使对初生动物是完美的，长大后也不再完美。试想，若小牛喝一辈子牛奶，必会变成肥牛，成为狮子的最佳猎物，何况也来不及掌握像母牛一样的吃草能力了。

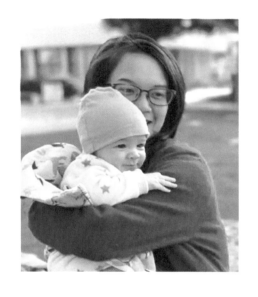

还有，当小牛长大后，不吃奶只吃草，它的营养是否变差了？所有哺乳类动物长大后都要断奶，与父母吃同样的食物，难道所有父母都营养差？如果草的营养比牛奶差，那为什么牛如此强壮而有力气？它的骨头有没有因为没持续喝牛奶而变得骨质疏松？没有！相反，牛骨与牛奶的钙质非常丰富。

原来，钙是从牛所吃的草而来。草含有丰富的钙，同时也含有牛需要的其他营养素，加上牛的户外运动和日晒，所以钙的吸收得以保证。

由此看来，我们不得不反思大自然的规律——它的本意是美好的。

初生哺乳类动物的食物是奶，含高脂肪、高蛋白、高热量等，刚好满足动物初生时的快速生长所需。有些动物增重得快些，所需的蛋白质和热量也多些。若把不同种类的奶交换来喂，定会出问题。长大后的哺乳类动物，饮食也和幼时不同，有的只吃一种食物，有的吃多种食物。总之，它们所吃的，与它们的所需相对应。

到了成年期，所需固体食物的热量密度没有奶那么高，但这不等于不够好，因为此时增重已不需那么快，热量的需求也没有那么大。况且此时的固体食物中，含有动物体所需的全部营养素。上天怎会只照顾初生哺乳动物，而忽略成年哺乳类动物的营养呢？各从其类，有其意义。

人类也是哺乳类动物，而且自认为是最聪明的，却为何要提倡一生喝牛奶，进食这么高热量密度的食物？不大量制造肥胖儿童和肥胖成人才怪呢。牛奶蛋白是动物性食物中最致敏的，因此人若长期喝牛奶，不得过敏症才怪呢。

上天为人类设计的食物是什么？初生时是母乳，长大后是以植物性食物为基础的饮食。难怪上述不喝牛奶的小朋友和家长都如此健康！

3.5　湿疹食疗

很多人知道湿疹是过敏症，与尘螨有关，却低估或错估了食物对湿疹的影响。过去的经验，让我深深体会到，只要恰当地改变饮食，必会大大有助于湿疹的预防与治疗。

早在1978年出版的儿科教科书（Forfar & Arneil 编著）中已有记

载："牛奶过敏的症状包括湿疹。"令人疑惑的是，以人工喂养的宝宝，自出生已开始进食牛奶婴儿配方奶粉，如果对牛奶蛋白过敏，为何要到2个月大时才出现面部湿疹呢？

　　原来，过敏分为"即时性"和"延迟性"，大多数的湿疹与延

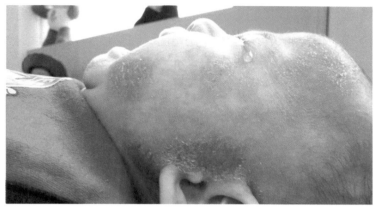

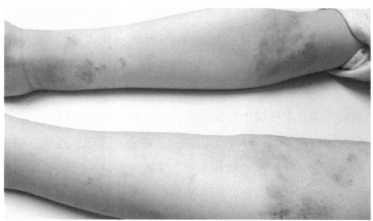

婴儿湿疹多影响脸部（上），儿童湿疹多影响手部（下）

迟性过敏有关。医生对于即时性或延迟性过敏，可采取同样的治疗方法，即把奶粉从一般的含牛奶蛋白的品种，改为低敏或脱敏的婴儿配方奶粉，患者即可好转。当然，无论是人工喂哺还是母乳喂哺，都需同时施以药物和护肤处理，以修补受损的皮肤。

至于母乳喂哺的婴儿，患了湿疹，绝不表示要停止喂母乳，而是适当调节母亲的饮食就可以了。没有婴儿会对自己母亲的母乳蛋白过敏，只是，倘若母亲自己的饮食中含有牛奶蛋白，那就必须停止进食这类食物。由于湿疹患者大多数除了对牛奶过敏外，还会对鸡蛋过敏，所以母亲也必须戒除鸡蛋。

6个月以后仍患湿疹的婴幼儿，最好能戒牛奶、鸡蛋和小麦（白面），也就是说，很多的零食，如牙仔饼、婴幼儿饼干、面包、蛋糕等都要戒掉。如果是用大米、玉米做的零食，便没有问题。认真看标签，有助于正确选择。当然，最好是在家中自制健康零食。

无论什么年龄的过敏症患者，如果能够在饮食中戒除牛奶、鸡蛋与小麦（白面），情况往往会大为好转。由于有些患者还可能对其他食物过敏，所以需戒除的食物会较多，但戒除牛奶、鸡蛋与小麦（白面）往往是最困难的。

每当我向患儿家长提出如此建议，大多数都会惊叫起来：

"怎么可以呀？""牛奶（奶粉）、鸡蛋、面包、蛋糕、饼干，都是孩子每天的食物，特别是早餐与茶点，不吃这些还有什么选择？""营养如何补充，用什么食物取代？""怕孩子营养缺乏、怕孩子不肯改，又怕自己不会预备新的食物。"……

而要做如此大的变动，他们往往要求先有确切的检测去证明。

究竟有没有检测可以证实什么食物导致湿疹呢？

过去几十年中，大多数医生只依靠检测IgE抗体水平（皮肤测试或验血）。结果发现并没有多少湿疹患者对食物呈阳性。即使呈阳性的，把那呈阳性的食物戒除后，病情也不一定好转。

其实，医学界也同意食物过敏有非IgE机制，只是对用什么检测方法没有达成共识。无可置疑，最黄金的标准就是在双盲情况下做食物刺激测验（Double blind challenge test）。可惜，这只是理论上的想法。试问，若同时对几种食物都过敏的话，该怎么进行呢？

譬如患者对牛奶、鸡蛋和小麦（白面）都过敏，那只是从饮食中拿掉牛奶而不拿掉鸡蛋和小麦（白面），再尝试喝牛奶来看皮肤反应时，又怎会看出区别呢？皮肤不也是自始至终都发炎红肿吗？即使只对牛奶蛋白过敏，如果不把所有含牛奶成分的食物都戒除，譬如只停止喝牛奶、奶粉，却继续吃芝士（奶酪）、蛋糕，又怎会看出区别呢？

过往经验让我发现IgG检测比IgE检测更能帮助戒口。

有一位5岁女孩，自婴幼儿时期已患湿疹，反反复复，看过不少医生，检测IgE的结果显示她对鸡蛋、小麦（白面）、大豆、花生都呈阳性，对牛奶却呈阴性。后来停止食用所有牛奶及其制品后，10天内皮肤便好了，再没有瘙痒，享受了久违的甜睡。这证明她对牛奶过敏的机制是非IgE的。由于家长希望用化验去证明，于是做了IgG血液测试，结果发现牛奶IgG过高。因此，提示IgG检测可能是能够检测非IgE机制的途径之一。

我使用了IgG测试几年，总括了一些经验：

1. 大多数患过敏症的人，对牛奶、鸡蛋、小麦（白面）呈中度或重度反应，完全戒掉以上食物一两个月后，症状明显好转。

2. 偶尔可能会有患者对很多食物呈重度或中度反应。

3. 有些人即使对某些食物的IgG水平提高了，可是却没有症状，这可能是由于他们当时体质还好，不过一旦遇上压力或重感冒等冲击，症状便浮现出来。

现在，我是同时采用三项原则治疗过敏症的：

适当的药物治疗；

适当的戒口；

增强整体健康。

湿疹不只是皮肤的疾病，也是免疫系统疾病。婴儿湿疹跟母亲过往的饮食与健康都有关。

现代工业社会污染问题的确越来越严重，污染物会伤害胎儿的免疫系统。被广泛研究的污染物有水银和二恶英。

肠胃不只有消化功能，也有免疫功能。过分的进食使肠胃过劳，消化酶容易耗尽，一方面部分食物不能被彻底消化，吸收到血液成了异物，激起抗体；另一方面，吃错了食物，肠内益生菌数量亦会减少。能建立及修补免疫系统的有阳光、清新空气、运动及大量抗氧化剂、微量元素、植物化学物和好油等。

作为湿疹患者，在避免致敏食物的同时，也应避免继续伤害免疫系统功能的饮食，并多吃增强免疫系统功能的食物，这样，痊愈的机会就大了。

只要懂得食物配搭，患者不会因戒口而导致营养不良。生活在香港的市民很幸福，我们有很多食物可以选择，不似欧美。我们的米与米制品非常多；时令蔬菜、水果品种也很多，少吃一两种也无妨。

以植物性食物为基础的均衡膳食，能够增强人体的整体免疫能力。随着时日增长，对食物过敏的情况亦容易得到改善。我觉得采用中国传统（五谷杂粮、多菜少肉、没有牛奶）的饮食，能够预防很多过敏症。

3.5.2　湿疹食疗研究——香港中文大学的IgG研究

以饮食而不是药物去治疗湿疹很难申请资助，但我认为这件事非常重要，所以就决定义务为患者饮食咨询，遂与香港中文大学儿科共同研究，选出30位慢性湿疹患者，年龄在2～19岁，很多人都患病10多年，曾用过不少药物，包括口服或注射类固醇，也有抗排斥药Azathioprine；并发症（现象）包括肾上腺被压抑、青光眼，其中有患者自我形象低落、与父母不和、父母抑郁或父母离异等。

每人接受抽血，化验对96种食物的IgG、IgA及IgE的抗体水平，并且依据结果改变饮食，6个月后询问患者或家人的感受，结果有26位能提供可靠资料进行分析。

使最多人呈现IgG高的食物有：牛奶、鸡蛋、鸭蛋、小麦（白面）、蚝、花生和大豆。而IgE高的多是贝壳类海鲜。后页图显示呈现较高IgG、IgA或IgE的30种食物及对应人数，可见IgG高的人数远超过IgA和IgE高的人数，而且IgA或IgE高的食物，大部分的IgG也高。问卷调查发现，大部分患者在6个月间都感觉有好转，甚至是前所未有的好，认为参照IgG水平来戒口确实有帮助，若偶尔忘记或特意不戒口时，病情又会倒退。

进行饮食上的教育，需要知识和耐性。我首先向家长和病人解释原因，让孩子在诊所品尝美食，然后告诉他们不能再吃平日里喜爱的食物，特别是那些含有牛奶、鸡蛋和小麦的食物。还要具体地教导家长如何购买和准备健康食材，并提供简单易做的食谱。让家长明白孩子在2岁以后不喝牛奶也可以健康，必要时可以补充钙片，要吃全谷、多种颜色的蔬果。

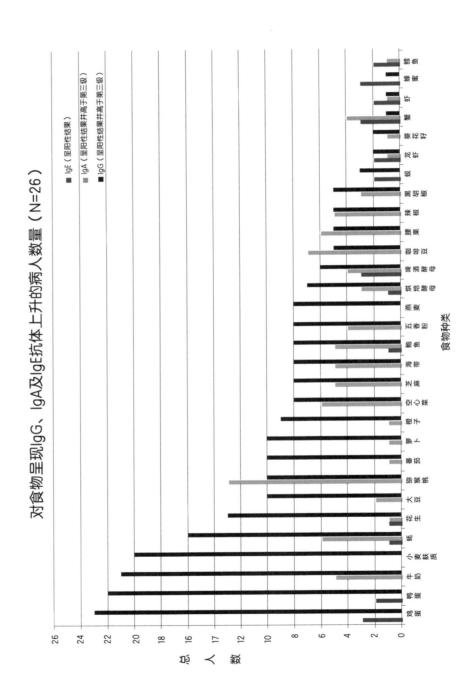

对食物呈现IgG、IgA及IgE抗体上升的病人数量（N=26）

让患者和家长明白，什么食物含有牛奶、鸡蛋和小麦。然后解释，不吃这些，还有很多更有营养的食物可以代替。患者参加研究前的饮食习惯大都是不健康的——多肉少菜，多加工食物。经过6个月的饮食咨询，大部分都多吃了蔬菜、水果、全谷，例如糙米和燕麦。以前的早餐食物几乎全是以下种类：面包、饼干、蛋糕、牛奶、鸡蛋、香肠、火腿、即食面（方便面）、烧卖等。而在结束研究前，他们的早餐都改为了米饭、燕麦、豆浆、蔬菜和水果。

常见含有奶类及小麦的食品：

表八：奶类食品来源			
鲜奶 （全脂、低脂、脱脂等）	奶粉 （婴儿、儿童等）	淡奶	炼乳
芝士(薄饼)	酸奶/乳酪	冰激凌	奶油、奶油蛋糕
牛油	面包 (甜)	蛋糕	沙拉酱
饼干（甜）	曲奇饼	巧克力	美禄、华田、维他奶

任何有"牛奶、酪蛋白、乳
清"的产品

表九：小麦食品来源		
通粉	意粉	面（黄色的、白色的）
乌冬	面包（黄色的、白色的）	饼干
蛋糕	早餐谷麦	饺子
馄饨	豉油	中式包点（馒头、咸包、甜包）

没有好的食物营养怎能使免疫系统强大起来？又怎能长出健康的皮肤呢？患病越久，吃错食物的时间越长，身体的细胞越长期处于不健康的状态。

用"开心快乐"来形容细胞可能更容易明白：长期以来，患者的细胞都不开心，有了好的营养，细胞才会变得开心，才有能量去抵御细菌感染并做好新陈代谢的工作。

很多时候，患者的肠道都不太健康。肠道既是消化系统，又是免疫系统。免疫功能不好，就不能抵抗疾病；消化不好，食物得不到完整的消化，营养素的吸收便减弱了。同时，未经完全消化的食物进入到血液循环，身体的免疫系统会把它当作异物而产生抗体，以致IgG升高。要解决这问题，必须要让肠道过得好一点，不再让它过量工作。应少吃不好消化的动物性食物，同时要向肠道细胞提供抗氧化剂、维生素与植物化学物。这一切都是来自完整、天然的植物性食物。而喝蔬果汁就是一种可以较易摄入大量蔬果并吸收其养分的方法。

当然，饮食咨询要做得好，需要双方的诚意。只要肯花时间，愿意实践，勇于克服困难，就会取得令人振奋的效果。但若想把结果刊登在学术文献上，有一定难度，因为过程中影响因素太多，譬如天气变化、精神压力、皮肤感染等。另外，这么多年来，年轻人对于湿疹能够治好的信心已经式微；他们更愿把精力花在成长上，如努力成才令父母欣赏自己、维护家庭和谐、向朋友看齐等。

在西方国家，人们的食物主要是牛奶、鸡蛋、小麦及其制品，要戒口绝不容易，难怪成功个案非常少。但作为以大米为主粮的亚洲人群，特别是饮食西化的时日并不长，成功个案应该会比较多。何况在本土有大量不同的植物性食物供应，不难达到营养均衡。

这项研究其实是检验了以下三项：

1. IgG抗体检测在指导饮食中的准确性；

2. 医生能否做好饮食咨询；

3. 患者是否愿意落实，并坚持饮食调理与药物治疗。

按照验血报告（主要是IgG结果），做饮食咨询和药物治疗。6个月后，进行问卷调查。结果显示，患者普遍认为病情比参与研究前好多了，但程度不一。

食疗成功的五大因素

我看成功与否有五大因素：

（1）是否强烈渴望被治愈

患者年纪较轻的家长，仍然非常积极寻求治疗，希望能缓解瘙痒、抓伤及哭闹，较愿意配合食疗。但那些患病已十多年的，寻求治疗的热情已经随年月逐渐减退。十多岁的孩子，有既定的饮食模式，心智发展有独特之处，更会怀疑我这个全新的建议。因为过去甚少医生提到要怎样注意饮食。一时之间，有些患者很难完全相信并且付诸实践。

（2）有没有以药物配合

皮肤有细菌感染，若不用药物治疗，单单改变饮食，是不会好转的。其次，润肤也很重要，需要经常提醒：太硬的皮肤更要格外注意润肤，好让皮肤软化。从饮食中吸取足够的营养——包括来自天然的维生素C、维生素E及好的必需脂肪酸等——来滋润皮肤，最少需要几个月才能长出新生的皮肤。

（3）能否排除其他致敏因素

IgG检测结果与饮食调节并不一定百分百吻合，想要确诊，有赖于医生的经验和医患间的合作。譬如，在皮肤感染期间，通常IgG水平都会升高，只需戒吃IgG水平较高的那几种食物。又有些食物，IgG虽然不高，但患者吃了会瘙痒，这是因为除了IgG，食物还有其他过敏机制，更何况还有食品添加剂、环境化学物等潜在风险因素。

（4）是否愿意花时间去教与学

2岁以下的孩子都习惯喝牛奶（配方奶粉）、吃面包和饼干。突然之间听到医生说要停吃这些食物，家长肯定要问孩子还可以吃什么？甚至会认为没有食物可以吃。要回答这些问题，并不是三言两语，也不是一次讲解就能说明白。

上幼儿园和小学的孩子更面对学校茶点的问题，医生要教他们如何解决。中学的学生，生活节奏非常急促，一般早上只吃个面包；中午吃快餐；身材偏瘦小的，家长更会要他喝牛奶。有些父母忙于工作，家里从来不煮饭，晚餐也在外面吃，习惯了重口味的食物。餐厅的食物大多含有牛奶、鸡蛋或小麦。

怎样才能吃得健康美味？什么菜式比较简单易做，方便患者在家自行准备？要解决这些问题，需要医生多次面见患者，尽力说服他改变饮食，其家人又愿意配合等等。虽然平均每个研究参与者6个月内见了6次医生，但好像还是不够。

若不是先取得信任再给予指导，改变饮食是没法实现的。有些研究参与者或其父母很快便说，自己没有可能遵守饮食改变原则。又或者功课太忙，没有时间面见医生。

为了让患者与家长明白，我尝试了在诊所让他们试吃健康食物、安排小型派对，以及在圣诞节举办大型免费晚餐聚会等。可惜，只有半数患者参加圣诞聚会，其他则因事未能品尝食物及一同学习与分享。

（5）信心有否动摇

病情反复可能会动摇饮食改变的信念。譬如，考试时精神压力大、天气转变、细菌感染等都会使湿疹恶化。更有甚者，若有其他医护人员或亲戚朋友跟病人说："戒口会没有营养的""不喝牛奶会没营养"等等，这便需要医生及研究人员更多地解释和安慰。为此，我觉得有必要整理一套教材以辅助饮食咨询，使患者及其家长能尽快掌握新的饮食方式。教材涵盖不同的菜式，既营养又美味，而且简单易做，最重要的是能看到良好的结果！

3.5.3　三位病童的成功康复案例

进进，2岁男孩。出生时皮肤没有什么异样，半岁开始从母乳改吃婴儿配方奶粉，不久便全身通红，皮肤科医生确定是湿疹，家长以为使用类固醇药物便会痊愈，可是好转只是暂时。湿疹最严重时，身体皮肤像鳞屑般脱落，整个头部的皮肤都"烂掉"！家长要为他每天剪头发和指甲，并戴上手套，以免抓伤皮肤。

为了治愈进进的湿疹，家长费尽心思，曾求诊过著名的皮肤科医生，进行皮肤点刺测试，显示了对牛奶、鸡蛋、小麦、大豆、花生、鸡和橙过敏，可是并不清楚应如何应用在日常饮食当中。又远赴上海向中医及西医求诊，但效果并不显著。

直至一次他病情非常严重需要住院，被邀请参加上述研究，IgG检测结果显示他还对腰果、杏仁、番茄、姜过敏，这实在是一个大挑战。还有什么可以吃？会不会营养不良？

经过我的详细解释及指导后，想不到戒口一个星期就见起色，3个月后，病情已得到控制。在过去的18个月内，只有在偶然吃了过敏食物时才会有轻微不适，大部分时间都皮肤光滑。家人体会了只有通过饮食配合药物治疗才能看到曙光。

晞晞，6岁的女孩子。几个月大开始患湿疹。虽然在1岁时病情稍有好转，但到了3岁，读幼儿园时情况恶化，4岁时情况变得更坏，皮肤痒得令她根本无法好好入睡，就算父母用心安抚，也帮助不大。她曾做过皮肤点刺测试，但没有测出任何即时性（IgE）食物过敏。

父母一直为晞晞寻找根治方法而奔波，求诊过多位西医与中医，处方的药物虽有效果，却只是暂时性压抑症状，药力过后，湿疹又告发作。试过干裹和湿裹疗法，可惜最后都徒劳无功，家长与孩子都很气馁，真不知如何继续在求医路上走下去。可怜的晞晞曾说过："为什么我会有这样的皮肤？我不想做自己了！"

后来，晞晞进行了延迟性（IgG）食物过敏测试，发现对牛奶、鸡蛋、小麦、大豆、杏仁、芝麻、奇异果（猕猴桃）和鲍鱼都呈阳性。要戒口并不容易。母亲想，事到如今，如此无助，何不试试？在开始时，家长抱着一试无妨的心态，没想到只是3个月的时间，皮肤上的伤口已经完全结痂，并不再感到瘙痒了。正因为有明显的改善，她戒口的决心变得更加坚定，并且更加严谨。现在戒口已达一年了，病情十分平稳，皮肤亦渐渐光滑，妈妈更表示除了湿疹改善外，生病和看医生的次数都减少了呢！

小康，4岁男孩。2个月大时患湿疹，自患病以来，他和家人都大受困扰。湿疹除了令他变得缺乏自信，害怕与人相处外，更令父母日夜担心。他身材瘦削，妈妈以为每天喝牛奶就能增强他的体质，后来发现牛奶就是其中一个致敏原，难怪他皮肤越来越差。

为了缓解瘙痒，小康经常使用类固醇药物，但往往只能发挥暂时效用，治标不治本。父母锲而不舍地寻找根治湿疹的方法。他曾经做过皮肤点刺测试，但由于湿疹令四肢及背部皮肤泛红，只好在臀部皮肤做测试：发现对鸡蛋、花生、鱼和蟹过敏。可是，按照检查结果戒口后，病情却未见好转。

幸好，小康后来进行了延迟性（IgG）食物过敏测试，才找出一直没有意识到的食物致敏原，那就是牛奶、黄豆、小麦、蚝、鲍鱼和龙虾。在积极戒口2～3个星期后，他身上的伤口已渐渐复原，病情亦有明显好转。戒口6～9个月后，抵抗力增强了，令家人更有恒心与他一起改变饮食习惯，家庭关系亦变得更加和谐。从此，父母在选购食物时以蔬果及全谷为主，部分也会选购有机食物，并多留意食物标签。18个月过去了，虽然有天气变化，但从未如此好过。

以上三位湿疹患者，都在日常饮食中完全戒掉了牛奶、鸡蛋和小麦，所以必须在家中预备食物，本来不懂下厨的家长也愿意学习，克服困难。而我的角色就是鼓励和给予实际食谱范例。这本书的食谱很大程度上是为湿疹患者家庭而设的。

3.5.4 失败案例&失败原因

16岁的恒仔，婴儿时期就患了湿疹，一直没有治好，现在仍经常皮肤红肿、干燥、瘙痒，而且皮肤变得很厚。曾经有一段时间他接受了口服类固醇疗法，当时病情确实得到了短暂的缓解，但如果长期使用这方法，必然有很大的副作用。患者的父亲和哥哥都患有湿疹，这是明显的家族遗传，那环境因素又是怎样的呢？既然先天的遗传不能改变，那就更应该注意环境因素才对，可是家长觉得无能为力。

一家人经常出外进餐

由于父母都要上班，恒仔三餐全都是在外进食的。10多年来，他早餐吃火腿、鸡蛋三明治，午餐吃烧味饭或炒饭，晚餐吃排骨菜心饭，平日很少吃水果。简单来说，他的饮食是少菜多肉、多油、多盐、多调味料、多加工食物。这样的食物根本不足以供应身体正常的运作，本来健康的人也会因这不良饮食习惯而迟早患病，更何况是一个身体（特别是皮肤）已饱受创伤的人，哪里能有好的营养去复原呢？在这种情况下，即使用很多润肤膏，也不会好转！特别是经IgG和IgA检验后，证实他对牛奶、鸡蛋呈严重过敏（IV或以上），对蚝及奇异果呈中度（III）过敏，因此必须戒掉这些食物才会缓解瘙痒和发炎。可是在外进餐，又怎能保证食物在制作过程中不会沾染这些呢？鸡蛋、牛奶、蚝油是很多加工食物的原料；而且在外进食，很难进食大量的蔬菜和全谷，只有自己动手，在家煮食才有保证。可是这个建议并未有受到重视，他的饮食习惯转变进展很慢。

两三个星期过去，他早餐仍然吃三明治，虽然不吃鸡蛋，但又怎知三明治的面包里没有牛奶呢？而且快餐店的三明治一般用人造牛油，含反式脂肪酸，对病情是有害的！午餐仍然在外吃肉饼饭、墨鱼丸、猪肚米线；值得欣喜的是，减少了肉食的分量。晚餐是唯一在家吃的，由父亲煮，有鱼、有肉、有豆腐和菜。到了第6个星期，晚饭才从白米饭改为糙米、红米和白米的三色饭，其余两餐还是在外吃。到了第10个星期，早餐也偶尔在家中吃，有快熟麦片和五谷粉；其余仍是在外食，例如沙爹牛肉面，午餐在外吃鱼香茄子饭。也就是说，仍然吃多油、多肉、少菜、重口味的食物，只有晚餐多吃了菜，外加两个水果。

站在患者与家长的角度，要改变十多年来（或更长）的生活习惯非常困难，一个小的转变可能已花了很多工夫。患者问，既然在饮食上已做改变，为何病情没有好转？我唯有重新解释，饮食虽然没以前那么糟糕，但离健康饮食还差很远，戒口也不彻底。过往的饮食使身体各细胞精力不足，能量不够，那么必须在饮食上完全达到要求，身体的细胞才能开始得到足够的营养素，重新展示活力，去滋润、修补，把厚厚、没有弹性的皮肤更换过来，这过程起码要3个月。

未能戒口

一位患湿疹的年轻人，经过了10个星期的反复劝导，仍未能做到对一般人要求的健康饮食。根据哈佛大学21世纪健康饮食金字塔的建议，要维持健康，每天需要吃全谷、大量蔬菜及适量水果。以他的病情，必须吃得好才行！到底是什么妨碍了他呢？是否凭以下因素便要断定他不能改变呢：父母工作太忙，连自己吃的都管不了，从来都要在外进餐；年轻人功课太忙，没有时间购买食材做饭或准备任何食物。

然而，为了患者也为了自己，家人的饮食都应该改变了，否则家人的健康也会受威胁。可以理解的是，长期太依赖外食，突然要改变生活习惯的确需要时间适应，更需要从头学习。不仅是患者本身，家人也需在饮食上从头学习！6个月的研究结束之前，我再一次给患者家庭最后的建议：建议他们开个家庭会议，在饮食上达成共识，找一天假期，不是外出进餐，而是一起购买食材，一起下厨。

最初调味可以稍微重些，以好味、健康为原则。患者自己也要学习下厨，但不能煮得太清淡，否则就很难坚持。健康的饮食也可以是美味的。例如，在早餐的麦片和五谷粉中加点芝麻粉、枸杞、提子干、海盐、原蔗糖等，就可增进食欲，还可用各种不同的配搭来增加趣味等，这样就不会总想着要外出换一换口味。

何况利用在早餐加吃一些水果，如香蕉、苹果、雪梨、木瓜等，才能增加摄取蔬果营养！利用便当盒随身带备糙米饭团、红薯、玉米、胡萝卜、黄瓜、牛油果等，或用暖壶带备糙米杂豆饭，都是一些容易做的便当！若愿意如此坚持3个月，情况一定会好转。有了信心，才会更加乐意坚持。而且随着经验的累积，自家做的食物越来越多样化，越来越美味，全家一起享用，说不定连父亲与哥哥的湿疹也会好转。

3.5.5 病情反复的案例

大多数的婴儿湿疹会随着年龄增长而好转，又或者过敏症继续存在，只是转化为鼻过敏或哮喘，可是仍有个别严重湿疹会持续至青少年甚至成年。

成长中的儿童和青少年若持续受湿疹折磨，实在是一件痛苦的事。无论患者或父母都必会长期大受困扰。患者大多最初积极寻求治疗，其后可能会灰心或者无望地接受与病共存，以下是一个例子。

亚信自小患湿疹，偶尔病情严重，需要住院治疗。看过不少医生，用过不少方法，包括湿裹疗法、中医疗法、口服类固醇，甚至服用器官移植手术中用到的抗排斥药物，可是他的病情仍然甚为严重，父母当然非常心痛。

到了十多岁，他已放弃了积极湿润皮肤，皮肤变得非常干硬。就在这个时候，他参与了这项研究，我提醒他若能认真在饮食上做大幅度调节，病情会好转的，但这极需要他的努力配合。

由于早期的皮肤测试曾表明他对鸡蛋和牛肉过敏，所以他已很长时间没有吃鸡蛋和牛肉了，只是情况并没有因此而明显好转。现在起码的要求是把容易致敏的食物全部（包括以往测试中呈阴性的牛奶和小麦）戒掉，并且要吃一些营养丰富的食物，让免疫系统强壮起来并让皮肤能够更新！

少菜多肉的饮食习惯

原来他的饮食一直都不健康，而他并不知道也不理会。他非常讨厌吃蔬菜水果，而喜欢吃肉和外出进餐。对于每隔两三天才排便一次，他已习以为常。虽然，他在课堂或政府的宣传教育中或许听过健康饮食的概念（包括：每日三份蔬菜、两份水果），可是他一直没有去实践。于是我向他郑重解释，健康饮食不单是为了防止肥胖，还是为了所有人体器官的正常运作。患病的人更要吃得好，甚至比别人更要多吃蔬菜水果、全谷，才能帮助修补受破坏的皮肤。有了好的营养，仍需要几个月的时间才能使皮肤更新，肠胃通畅才能把身体毒素排出，并且有效地吸收好的营养。

戒口不严格

三个星期后，报告出来了：他对牛奶、鸡蛋、鸭蛋（很少吃的）、小麦和姜的IgG检测值都高于III。还有，他对蘑菇、大豆、杏仁和腰果的IgA检测值也高于III，蜂蜜与鲍鱼的IgE检测结果更是呈阳性。

改善饮食的第一步是戒除最致敏的食物，即牛奶、鸡蛋和小麦。芝士（奶酪）、炼乳和叉烧包本是他的最爱，但必须戒掉。我对患者及父母都详细介绍了以后可吃什么，还提醒他们要滋润皮肤。在调节饮食的同时，皮肤的护理仍然要继续，一方面滋润皮肤，另一方面防止细菌感染。

2个月过后，亚信的皮肤出现了明显好转。睡在他下层床的姐姐说，以往半夜弟弟不停地抓又干又痒的皮肤，皮屑弄得"雪花纷飞"，现在再没有这样了。接下来的几个月，病情有时也会复发，与考试、天气变化或者松懈了戒口有关，比如早餐吃了吞拿鱼包（含小麦、牛奶）、冰柠檬茶，午餐吃乌冬面（含小麦）、饺子（含小麦、鸡蛋），只有晚饭比较好，在家吃饭，有鱼有肉和蔬菜，还有每天喝两杯蔬果汁。虽说比以前吃得较为健康，但由于他仍然有吃含牛奶、鸡蛋和小麦的食物，皮肤仍然会发炎。

在6个月的观察期内，他表示认知上明白：改变饮食的确对他有帮助，但却不能坚持。若问当他愿意遵行戒食牛奶、鸡蛋、小麦时，病况是否有好转，他会肯定地承认有。而每次再吃有牛奶、鸡蛋或小麦任何一类的食物时，情况又会恶化。当他与同学或朋友出外进餐时，他很自然不理会戒口，这可能是这年龄普遍存在的心理倾向，不想表现得与众不同。

其间，他在第2个月和第6个月复诊时，研究人员记录他在过去一两星期的感觉时发现，倘若在过去几天没有戒口，瘙痒多了，皮肤又受了感染以致红疹多了，那么测量出来的检测值便会不太理想。

6个月来，给他反复提醒和鼓励，最重要的目的是要让患者明白自己的病情是可以好转的，待他在往后的日子里，当想要得到最好的痊愈，就会下定决心，坚持改善饮食，这时家人便要积极配合。当他本人仍不愿意，即使父母催迫都没用，只会让关系紧张。年轻人有自己的想法，有他的优先次序，需要觉得被别人尊重，那就唯有让他去选择吧。但这并不排除家人偶尔或经常做些美味合适的食物让他品尝，让他感受到被爱和接纳；医生则重复给予盼望和鼓励。

3.5.6　对IgG检测常见疑问的理解

西医界还未普及应用IgG检测，因其存在很多质疑，以下是我对其中10个的看法的解答。

（1）以前做过皮肤测试，牛奶、鸡蛋、小麦都呈阴性，因此一直没有戒口。为什么现在说这些食物的IgG高了，就是对这些食物过敏呢？

首先，食物导致的病理原因不是单一的。以免疫球蛋白（Immunoglobulin）作反应的有E抗体（IgE）和非E抗体（non-IgE），而皮肤测试只反映IgE，non-IgE目前则还处于研究阶段，可能是IgG、IgA或是其他。相信日后会有更多研究报告发表。

目前的临床经验和研究，已初步肯定IgG的可靠性，虽然不是百分之百代表所有致敏的病理，但能依据其结果确能达到改善病情的目的。3个月的尝试期便能清楚IgG结果能否对个别病人有帮助。饮食疗法总比用含不良副作用的药物好！

在用词方面，有医生把"Food allergy"与"Food sensitivity"看作两个类别。前者是IgE，用皮肤测试，如果结果呈阳性，非要戒口不可，否则病情会很严重，来得很急，所以也称为"即时过敏"。譬如全身红肿、呼吸困难甚至休克。最典型的例子是对花生过敏，真的很吓人，患者要随身携带急救用的注射药物，防止休克至死。

至于IgG型的，反应不会如此急速和致命，而且是慢慢出现症状。譬如自出生起便开始喝配方牛奶，却在一两个月后才出现湿疹，叫作"延迟过敏"比较合适，如果叫作食物过敏（Food sensitivity）或食物不耐受（Food intolerance）也无妨。最重要的是，无论是即时过敏还是延迟过敏，戒了口，症状就可以好转。好像不少婴儿湿疹，自出生起一直吃一般牛奶蛋白的婴儿配方，一旦转了无敏配方或低敏配方，皮肤便好了！而在皮肤点刺测试中，这婴儿很可能对牛奶呈阴性反应。

至于IgG测试，在6个月以下的婴儿中不建议使用，因为他们体内的IgG还反映了母体的IgG水平。1岁以上患湿疹的婴儿，若对牛奶的IgG高的话，那就代表了对牛奶有延迟过敏，应停了牛奶及其制品，并配合药物治疗和皮肤护理。如果情况好转，那就证明检查结果的可靠性了。当然，很少有只是对单一食物延迟过敏的，所以饮食上的调配就需要多一点学问了。

（2）我孩子的IgG检测显示了他对牛奶、鸡蛋及小麦的过敏程度都高于第三级（中度反应或以上），这些食品都是他经常吃的。这是否表明，经常吃的食物一定会有高IgG水平，但不一定代表过敏？

经常吃米饭、吃蔬菜、水果和猪肉，又不见对这些食物的IgG高，所以不能这样说。

（3）早餐一向都是牛奶、鸡蛋、面包，那么戒了牛奶、鸡蛋、小麦及其制品就等于无食物可以吃了，放学、下班前哪能预备食物呢？

早上时间的确紧迫，大城市急速的生活节拍，已使面包成为大众的方便食物，鸡蛋三明治、通粉也是外食的常见早餐。要自己动手，可以利用晚上和假日，只要有所准备，快速做出早餐是很容易做到的。譬如晚饭后，把翌日的五谷杂粮（随意配搭）粥或饭煮好，保温，早上就不用张罗。又或者把晚饭留出一点，翌日食用。愿意食用燕麦的也很方便，自己选择好配搭，一包包的，只要早上用几分钟煲水，一冲一焗，梳洗完就可以吃了。又或者，早一天把红薯蒸熟，随时用作早餐之用，配搭水果或蔬果汁就更好（水果与蔬菜早一天洗干净），茶点亦是一样。

若要多些花样，可以参考本书第四部分，其中有不少食谱，包括无牛奶、无鸡蛋、无小麦的面包、蛋糕、饼干及多种零食。我是医生，虽然厨艺不好，也很忙，但我故意做些食物让患者吃，就是想鼓励各位家长，若医生能做到，任何人便都能做到。特别当你想到，如果不改变饮食，皮肤会变得越来越差，能够改变的方法又没有毒性，只是花点时间、花点心思，试问那个父母不是为子女牺牲很多，那你就会觉得很值得，努力坚持三个月，如果真的没有好转再考虑放弃吧，否则会错过这痊愈的好机会！

（4）成长中的儿童、青少年不是很需要喝牛奶、吃鸡蛋来补充营养吗？戒了这些"营养食物"，可用什么来代替？

1岁以下的儿童的确需要奶类，因为他们生长迅速，咀嚼能力又未发展成熟，所以含高脂肪、高热量又是流质的奶是上好食品。更好的话，当然是前6个月全母乳，之后，减少母乳的次数，添加固体食物，让五谷逐渐成为主粮。

孩子到了1岁，已可以一天吃三餐饭，配以不同的蔬菜、水果、豆类和坚果类，营养就可以很充足均衡。在1岁之后，若要继续母乳，每天一两次便可以。未能用上母乳的，1岁以下可以用特殊的婴儿配方奶粉代替。1岁以后，每天饮用奶粉的次数最好也不要超过两次。所以，1岁以上的孩子，只要饮食上配搭得当，不喝牛奶、不吃鸡蛋亦可以有足够营养。

为增加保证，可以请教医生或营养师。现在，很多儿童、青少年都吃错了，蔬菜、水果吃得太少，加工食物吃得太多。所以在戒口的同时，必须纠正错误饮食。取代牛奶、鸡蛋的食物是更有营养的全谷（如糙米）、多种类时蔬、水果和豆类。成长中的儿童、青少年需要的是全面均衡的营养，而绝不是过量的动物性蛋白质！

（5）已经戒了口，皮肤为何还是没有好转？

如果IgG检测结果只是对牛奶、鸡蛋、小麦过敏，那么期望戒了这些食物会好转是合理的。如果没有好转则要考虑以下几方面：

· 皮肤如果已有细菌感染，必须使用抗生素。

·在护肤的保湿上不够积极，或在使用类固醇方面没有听从医生吩咐。

·戒口的程度不够积极。有些人以为吃少了就等于戒口，其实不是的，真的完全不吃才叫戒口。

·是否懂得什么食物含有牛奶、鸡蛋、小麦成分呢？有没有看包装食物的标签？含有牛奶的食物包括鲜奶、奶粉、酸奶、大多数的面包、饼干、曲奇、芝士（奶酪）、冰激凌、巧克力和一些饮品。含有小麦的食物除了面包、饼干，还有大多数的通粉、意粉、乌冬面、饺子、早餐谷物、豉油、面豉甚至十谷米等。含有鸡蛋的食物包括蛋糕、曲奇和很多非包装食品，在市面上销售的加工食物或餐厅的食物中，都可能隐藏着这些致敏食物。因此应尽量自备食物，购买天然的食材就能保证绝对戒口。在外进食也尽量选一些信誉好、又能帮助你选择合适食物的餐厅。

·有些食物过敏的病理不是IgG，所以还要依靠观察，看看吃了什么食物会有反应，IgG只是个参考。譬如，对番茄的IgG呈阴性，可是，每次吃番茄都会增加痕痒、红肿，那就不要吃了。

·其他可能因素，包括环境污染、化学用品等。

（6）我对十多种食物的IgG测试结果都在III或以上，甚至包括白米、猪肉等。究竟测试是否可靠？真的全部要戒掉吗？

通常有两种原因会出现这种情况。

首先，是身体感染。譬如当皮肤有金黄色葡萄球菌感染，导致近期皮肤特别红肿和瘙痒，那么身体就会出现较大反应，此时若验血，整体的IgG检测值都可能会升高。为此，只需选择最高的几项食物戒口。又或者，尽量在治疗过细菌感染后再做食物IgG测试。另一种原因，是肠道出现了严重的消化不良。很多食物（包括蔬菜）在未能完成消化前，较大的食物蛋白分子进到血液中，刺激了IgG的产生。有人把这现象叫"漏肠综合征"（Leaky gut syndrome）。在这种情况下，除了只选择IgG最高（IV或以上）的几项戒口外，还提示了要选择有营养并容易消化的食物，大大减少吃肉（即使没有过敏）和油；多喝糙米汤、蔬果汁或蔬菜汤；不能吃白米的（非常罕见），便吃小米、薏米、藜麦等；也可以考虑使用肠胃补充剂（Probiotics）。一段时间后，情况会好转。建议一年之后，重做IgG食物测试。

（7）IgG检测值高的食物是否一辈子也不能吃？

不是的。当湿疹完全好了，可以偶尔吃一些致敏食物，一般只会带来些微不适，如短暂瘙痒，不至于皮肤红肿、抓伤，那是无妨的。当然也要看个人的喜好，如果感觉良好，不介意长期戒口就更好。在全球各地，包括内地和香港，不少人为了健康、环保和爱护动物，选择吃纯素，即无牛奶、无鸡蛋、无肉、无鱼，他们也活得很开心、快乐！

（8）没有患病的人做了食物IgG检测，竟然对某些食物也显示检测值高，怎么解释？

是的，有些健康人士对某些食物IgG检测值高，吃起来却没有不适，这是因为他还处于强壮时期。不过待他突然罹患大病或遇到很大精神压力，可能就会出现头痛、湿疹、荨麻疹等状况。

一个人会不会患病是一个非常复杂的问题。以我目前的理解是这样的：我们的免疫系统本是健康的，对于外来的、会伤害我们身体的异物会去攻击，以保护我们。但当免疫系统搞错了（病了），反而会伤害我们，其中一种表现就是食物过敏引发湿疹。

要令免疫系统强壮，不会轻易出错：一方面，我们要进食优质食物，保证适度的日晒及运动、充足的睡眠，保持乐观的心情；另一方面，令免疫系统患病的，是错误的饮食（大吃大喝、多肉少菜、太多白糖、太多坏油、反式脂肪酸、致敏食物）、环境污染、气候变化、精神压力、衰老、细菌、病毒等。

正反两方面因素不停角力，正面因素输了就会患病。所以，对于湿疹患者，更应加强正面因素，避免负面因素。

（9）食物测试IgG检测值低的（阴性）食物，如虾、蟹，是否就等于可以随意食用呢？

若从未吃过虾蟹，它们的IgG检测值不高，也不足为奇。要不要去吃，请考虑以下几个因素：

① 倘若吃了，发现瘙痒多了，可能表明对这种食物其实是过敏的，只是之前身体没经历过，所以没有反应，测不出来。

② 有时诱发瘙痒的过敏不一定是虾蟹的蛋白质导致，亦可能是不新鲜或是死了的虾蟹所含的致敏化合物所致。

③ 婴幼儿不吃虾蟹，是不会缺乏营养的，那又何必要吃呢。

④ 如果真的要试食，最好等皮肤好了再试，否则有反应也感觉不出来。

（10）既然大多数湿疹都是因为对牛奶、鸡蛋、小麦过敏，那我就干脆把这些都戒了，就不做食物IgG检测了，可以吗？

如果有这样大的决心，当然可以。但不少家长认为如果没有化验数据证明，就不可信，所以仍需检测。又或者戒了这三种最致敏的食物后，还是没好，那便需要进一步检测还有什么食物需要戒口。譬如有患者其实对胡椒也过敏，只是测试了才知道，那便戒了就好。

3.5.7 关于儿童湿疹与饮食的五篇研究文献

以下是有关湿疹与饮食的五篇近期发表的文献摘要。

牛奶、鸡蛋和小麦的致敏原在湿疹中的角色

作者

香港中文大学儿科学系 梁淑芳，王婉红，韩锦伦

引言

湿疹是一种香港地区的常见疾病，检测食物致敏原长久以来都是依靠以E免疫球蛋白（IgE）为媒介的皮肤点刺测试，不过，致敏也可以以非E免疫球蛋白物质作为媒介，因此，即使IgE测试呈阴性反应，病人仍能避开潜在致敏食物从而受益。G免疫球蛋白（IgG）可能有助于识别出这些食物。

目的

这个研究使用G免疫球蛋白测试（US BioTek）去识别食物致敏原，并且根据结果去改善病人的饮食。这是一个初步报告，有关戒掉牛奶、鸡蛋和小麦6个月之后，病人主观的临床改善情况。

实验对象及方法

我们通过香港韦尔斯医院征募了31名病人（年龄在2～19岁之间），他们从婴儿时期已经开始患有慢性湿疹，而且在这个研究之前，接受过不同的治疗，他们接受了对照96种食物致敏原的G免疫球蛋白血液测试，用的是免疫吸附测定（ELISA）。他们被要求戒除饮食中的牛奶、鸡蛋和小麦。每个病人都会接受详细的指引去实践一个健康、以植物性食物为主的饮食方

式。6个月后，我们用一份简单的问卷对参加者的改善程度进行评估。

结果

分析来自26个病人的有效数据。当中包括12名女孩及14名男孩，他们的平均年龄（标准偏差）为12.1（5.2）岁。

牛奶：21名（80.7%）病人对牛奶呈IgG阳性，没有一位对牛奶IgE有阳性反应。戒喝牛奶程度（标准偏差）为90%（13%）。70%的病人在戒喝牛奶后症状有改善。戒吃任何含牛奶成分的食物一段时间之后，有12人曾尝试再吃这些食物，其中2人湿疹出现复发。

鸡蛋：22名（84.6%）病人对鸡蛋IgG呈阳性，只有2位对鸡蛋IgE有阳性反应。戒吃鸡蛋程度（标准偏差）为85%（23%）。77%的病人在戒吃鸡蛋后症状有改善。戒吃任何含鸡蛋成分的食物一段时间之后，有10人尝试再吃这些食物，其中6人湿疹有复发迹象。

小麦：21名（80.7%）病人对小麦IgG呈阳性，没有一位对小麦IgE呈阳性反应。戒吃小麦程度（标准偏差）为77%（18%）。74%的病人在戒吃小麦后症状有改善。戒吃任何含小麦成分的食物一段时间之后，共有12人尝试再吃这些食物，其中2人湿疹有复发迹象。

结论

牛奶、鸡蛋和小麦是大多数湿疹病人的致敏原，表现为IgG而不是IgE。排除这些食物以及选择一个低脂、全谷、植物性食物为主的饮食方式看似与湿疹症状的改善有所关联，IgG测试可能值得进一步探究。

原文为英文，2013年7月6日于香港中文大学及香港理工大学合办的国际会议中发表。

一组湿疹儿童于排除饮食中的营养素摄取量

作者

香港营养学会 张智良
香港中文大学儿科学系 梁淑芳，韩锦伦

引言

在发达国家的儿童中，湿疹是一种最常见的皮肤疾病。湿疹会严重影响患者的日常生活和心理健康。一些研究建议，"排除饮食"可能会有一些益处，但是仍会有一些营养不足的担忧。一小组本地的湿疹患者尝试了排除饮食，而他们的症状亦得到改善。这次研究目的在于分析他们的饮食，确保排除饮食不会危及他们的营养素摄取量。

检验方法

4名2～7岁湿疹患者进行为期6个月的排除饮食（没有牛奶、鸡蛋和小麦）。他们的皮肤情况于改变饮食后有所改善。他们的父母被要求完成一个3天的饮食记录，再根据记录，用本地食物表把他们的营养素摄取量计算出来，并把结果跟英国相应年龄的营养素摄取量参照（RNI）做比较。

结果及讨论

4名患者中，不但没有缺乏热量或蛋白质者，其中3名的热量吸收更远高于RNI（即参照组），而他们全部都有远高于RNI的蛋白质摄取量。他们饮食中的宏量营养素符合均衡饮食的比例，他们的钙质摄取量虽然比RNI为低，但是跟之前发表过的本地钙质摄取量比较则不相上下。

根据本地的生长标准，四名患者的生长数据均在正常范围内。排除饮食可以帮助缓解湿疹症状，只要有医生和注册营养师的足够照顾，就不会影响他们的营养素摄取量。

原文为英文，2013年于香港中文大学及香港理工大学合办国际会议中发表。

湿疹：IgG检测——当真或作假

作者

香港中文大学儿科学系　梁淑芳，韩锦伦

背景与目的

湿疹与食物之相关未必能以IgE检测出来，虽然普遍同意有非IgE机制，但未肯定IgG的可取性，其中一大怀疑是IgG往往显示有多种食物受影响。如果要避免进食可能会导致营养不良。此文是检示患者按照IgG结果而进食对病情的影响。

检验方法

在沙田韦尔斯医院的湿疹门诊，选取了3位患者，他们都经历过传统治疗法，却仍然经常复发，同意接受取血检验IgG，愿意在饮食上做更多改进。并且指导他们避免牛奶、鸡蛋和小麦及其制品。3个星期后再按验血报告调整饮食，治疗18个月，最后进行访问。

结果

3位家长异口同声地说，他们孩子的皮肤从来没有那样好过，红肿、痕痒、抓出血、用药都减少了，睡眠品质改善了，大家都非常满意。并且体会了偶然进食IgG呈阳性的食物时，湿疹便会复发。

结论

本研究提出IgG检测在治疗湿疹中的用处，并建议全球做相关的进一步研究。此治疗法的成效有赖于饮食是否完全听从要求。对于医生来说，既要帮助病童设计一个无敏的餐单，而又不至于营养不良，确实是一个挑战。

原文为英文，在2014年香港儿科专科学院第二届科学论坛上发表，并刊登于香港儿科医学杂志2015,7,20（3）188页。

湿疹患者的饮食处方

作者

香港中文大学儿科学系　梁淑芳

目的

普遍都已同意最致敏的食物为：牛奶、鸡蛋和小麦。所以患有过敏症（包括湿疹、鼻过敏和哮喘等）的儿童在饮食上戒除以上食物理应会有利于控制病情。不过，由于其中牵涉了很多一般儿童喜爱的食物，包括蛋糕、饼干、巧克力等，对家长们实在是一大挑战。作为医生、护士和营养师，我们有责任去帮助他们。既然疾病与生活习惯有关，且已发展了"运动处方"，或许现在正是时候发展"饮食处方"。

实验方法

探索并成功制作无牛奶、无鸡蛋和无小麦之食物，作为茶点和生日之用。一方面使孩子们能够接纳；另一方面让家长能掌握制作方法。

结果及讨论

1. 豆腐芝士蛋糕；2. 红薯蛋糕；3. 巧克力；4. 米班戟（热香饼）；

5. 杂果仁糖；6. 纯素奶昔；7. 椰子饼干；8. 红薯松饼；

试食后，孩子都喜欢，并愿意戒掉日常的致敏食物。除此之外，主粮以大米取代小麦。为保证钙摄入，可辅以钙补充剂。此研究希望能帮助患过敏症的孩子能既健康又快乐地享受食物。

原为英文，于2015年香港儿科学会周年科学会议上发表，并刊于场刊第44页。

以特别戒口配合治疗湿疹的18个月随访研究

香港中文大学儿科学系 梁淑芳，韩锦伦

深圳市儿童医院皮肤科 孟圆，李萍

很多儿童湿疹患者的家长都会尝试去改变孩子的饮食，希望更好地缓解病情，可惜往往不太成功。而医生则一般很少会在饮食上给予任何具体的建议。

我们曾帮助26位年龄在2～19岁的患者，指导他们在饮食中排除牛奶、鸡蛋和小麦，6个月的观察发现效果不错。这次是18个月的随访，探讨他们是否能坚持这样的戒口。成功接受电话访问的有25位。

21位承认他们仍然没有进食牛奶和乳制品、鸡蛋和小麦。其中4位形容孩子的戒口是十分彻底的，而15位只能戒7至9成，2位只能戒6成。他们愿意戒口的原因是他们明显觉察到病情好转（有9位表示好转非常明显），无论痕痒、抓损、用药、红肿都减少，而睡眠质量就进步多了。

可是，有4位始终不愿意戒口，认为要改变既有饮食习惯实在太难了，或者根本就不想改。此研究提示，除了使用日常的润肤膏和皮肤药物外，若能够辅以饮食咨询，戒除牛奶、鸡蛋与小麦可能会达到更佳的治愈效果。

发表于2014年第四届重庆港粤沪渝儿科学术研讨会。

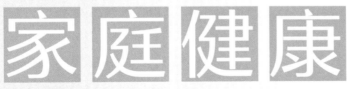

第四部分

家庭健康食谱 CHAPTER 4

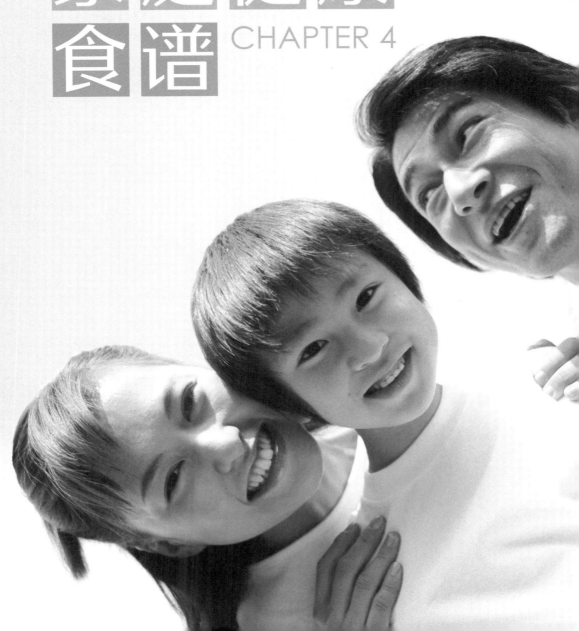

4.1　简介

设计21天纯素无麸质食谱是希望读者能连续吃3个星期，让自己及家人充分体会口味与健康有何更新变化。

4.1.1　三餐

每天三餐，早餐食材丰富，提供足够的精力开始每一天，有五谷杂粮与蔬果；为了省时，利用榨汁机和料理机（食物搅拌机）做蔬果汁或蔬果浓汁。午餐较为轻便，吃点水果，一菜一饭。晚餐吃饭，时蔬或沙拉。每日有豆类、坚果类。隔日有汤水，隔日或每天一甜品零食，零食做多了留作日后吃。

4.1.2　主食

糙米比白米有益。世界癌症研究基金会的十项防癌饮食建议中，其中一项是吃全谷。哈佛大学的21世纪健康饮食金字塔也是把全谷放在塔底，而把白米和精制面食放在塔顶。还有，美国责任医生协会的"新四类食物"中，其中一项就是糙米或全谷。

健康素食必须吃全谷，食谱中全部采用胚芽糙米，较适合初食者，煮法和口感与白米没有很大区别，特别适合小孩与老人。若选用糙米，可按照不同牌子而调整水量，而且可以随时把食谱中的糙米换成杂谷米，譬如与小米、荞麦、燕麦等混合。若能在睡前把谷米放于电饭煲，煲粥或煲饭，然后保温至第二天早上，必定会变得软绵绵。要使味道更好些，可放少许盐和油一同煮。每人饭量不同，先按食谱制作，然后按需要加减，水多水少也可随意调配。有时为了方便，早餐多煮些，剩下的可留作上午茶点或午餐。

有人以为三餐吃米饭会很单调，其实只要用点心思去煮就不单调。食谱尝试用了不同方法与形式力求多样化，甚至像食用面包一样方便，易于携带，随时享用。

譬如：玉米饭、南瓜饭、有椰汁味的眉豆糙米燕麦饭、核桃提子饭、红豆饭、八宝饭、冬菇饭、番茄饭、番茄红薯饭、杂豆饭、黄姜饭、荷叶饭等，把饭放于小暖壶或用保鲜膜包成饭团，就可携带做小点心，用于午餐、旅行或野餐，只用少许盐，个别餐是无盐，主要利用天然食材的配搭达到好味而不是浓味。

偶尔吃寿司和米粉，米粉采用糙米而不是白米。有蒸米粉和汤米粉，少油多菜。至于西式的班戟、通粉、煎饼，全部以不含小麦的多用途面粉代替，也有现成用米或玉米做的通粉。

很多人视包点（广式面食，包括包子、糕点等）为非常方便的食物，对于小麦过敏者，虽然可以用不含小麦的多用途面粉，但仍需用小苏打（含高钠），并要加盐加糖加油才好吃。所以在食谱中，包点比较少。食谱尽量利用天然食材，红、黄、绿煎饼的颜色来自天然食材，还有米饼、松饼等都是少油、少盐、少糖的。做挞或糕底用的是坚果与椰枣，不用小麦。

4.1.3 蔬果

每天需要吃超过三份蔬菜，需是不同颜色、不同部位的。生食的有蔬果汁、蔬果浓汁、沙拉（制作沙拉的蔬果可随意搭配）。食谱提供自制沙拉酱，除了用黑醋、橄榄油、海盐、蜜糖外，还有枸杞沙拉酱、芝麻花生沙拉酱、纯素芝士沙拉酱等。几乎每天都有一次时蔬，但没有详细列出食谱，因为香港市民对于吃时蔬（菜心、白菜、菠菜、苋菜、芥蓝、西洋菜、油麦菜、生菜等）已很熟悉，只要多采用蒸、灼、炒就可以。

调味用天然的食材，包括海盐、岩盐、竹盐（比白盐有益、含多种微量元素）、天然无防腐剂而且不含小麦的豉油、面豉、豆豉、蒜头、姜、葱、胡椒、五香粉等，还有啤酒酵母和素食调味粉（含海带、菇、海盐），都是厨房的好帮手，能提升蔬菜的鲜甜味，而且含钠较低，健康素食的时间长了，可逐步减少盐分。

至于水果，每天起码两份，早、午、晚餐都要有。隔天有汤，适合广东人喜爱饮汤的习惯，大多数是快煮的，包括素罗宋汤、南瓜汤、腐皮汤、粉葛汤、蘑菇汤、金瓜汤等。

红薯是中国农村普遍的食物，在健康与防癌上却有举足轻重的地位。所以我们不要以红薯为"老土"，即使每天吃也不为过。可以把它做成不同菜式，以增加它的吸引力。食谱中有红薯做的各式菜肴和各种汤，做沙拉时，可取代土豆（土豆的升糖指数较高），还可用来做挞、生日蛋糕、松饼、薯蓉、薯球、月饼等甜品与零食，黄心与紫心红薯各有特色。

大豆是豆中之王，不但含有丰富蛋白质，而且它的植物营养素能防癌、防心脏病，非常有益，适合成人与孩子食用，特别是女孩子。年少时吃适量大豆，日后患乳腺癌的机会会减少。一般过敏症患者可以豆奶取代牛奶，可惜的是，有个别对牛奶蛋白过敏者同时亦对大豆蛋白过敏，那就要考虑用其他豆类代替了。幸好我们有很多种豆类，例如红豆、眉豆、鹰嘴豆（三角豆、鸡豆）、绿豆、四季豆、豆角、甜豆、荷兰豆等。

食谱中经常用大豆及其制品，方便快捷。例如蒸豆腐配冬菇荸荠（马蹄）或配芝麻酱，榄角豆豉，用豆腐做任何杂菜煲，用鲜腐皮煲粥、煲汤，亦可制成素鸭，放于冰箱随时吃。新鲜黄豆（即毛豆）做法也很方便，用盐水煮后做零食，或配玉米胡萝卜做杂菜，配番茄做汤，又以五香豆腐配冬菇做炒杂菜等，保证营养丰富，色香味俱全。

4.1.4 甜品零食

虽然甜品零食不是必需的，但对于孩子和一些成人来说，在心理上也颇为重要，所以食谱中做了一些。除了作为零食外，还可以作为派对食物，让朋友品尝，以至不会让自己陷入引诱，吃垃圾食物或者自己过敏的食物。

不用白糖，用天然的材料，如椰枣、椰子花糖、椰子糖浆、桂圆肉、枸杞、香蕉、苹果、蜜糖、龙舌兰糖、红菜头、梨、红薯等，这些天然糖的升糖指数比白糖低。零食中有杂果仁糖、杏仁素芝士蛋糕。班戟方面，红菜头做红色、菠萝做黄色、菠菜做绿色。此外还有红薯松饼、红薯挞、红薯蛋糕、巧克力、巧克力挞、芝麻糊、杂果仁饼、红枣饼、香蕉松饼、生机曲奇、亚麻籽饼、椰子饼干等。

4.1.5 油

食谱用的油主要来自天然食材：豆类与坚果（核桃、腰果、杏仁、芝麻、花生等）。若对某种坚果过敏，可改用其他。食用油尽量少用，并且轮流使用，包括米糠油、山茶油、橄榄油、菜籽油、椰子油、亚麻籽油、麻油；少用高温煎、炸、焗。

4.1.6 厨房用具

食谱中采用的电饭煲，具有煲饭、煲粥、保暖功能；也有汤煲、高速搅拌机、可蒸可煮的锅、易洁锅（容易清洁的锅）、多功能的小型搅拌机、慢磨榨汁机、风干机、小型食物处理器等。

4.1.7　个别变化

每人的胃口不同，食量不同，所以可按照自己的需要而做出加减，吃素不需要饿肚子，但也要注意不要过饱。

中国人的肠胃一般比较喜爱热食，所以早餐的果汁如果怕冷可以加一点热水，早餐吃粥，既有暖胃感觉，而且还可以改变过去一晚几乎脱水的状态。晚上喝上一碗汤也是很舒畅的。剩余的食物，例如素汉堡、腐皮卷、莲藕饼、巧克力等可以储存于冰箱备用，留在忙碌时食用。

由于每个人的喜好与身体状况不同，大可以按照自己的特点做一些选择，把适合自己的食物重复食用，但最好先完成21天的所有建议食谱。必要时，请教医生或营养师，他们会按照每个人的特殊需要编写餐单。短期纯素食不会出现营养缺乏，如果是长期的，最好补充维生素B_{12}和钙，分量可请教医生。

21天儿童健康食谱

早餐

玉米粥

材料：玉米1个（起粒）、糙米1/2杯、水4杯。

做法：将全部材料放入锅，煮成粥。

核桃慕丝

材料：核桃2汤匙、洋葱1/8个、亚麻籽油2汤匙、葡萄干1汤匙。

做法：将全部材料用搅拌机打至细滑糊状。

午餐

洋葱炒素蛋

材料：硬豆腐1块、黄姜粉1/2茶匙、营养酵母1汤匙、洋葱1/4个（切碎）、盐少许、胡椒少许、葱2根（切成葱花）。

做法：先把洋葱碎用不粘锅炒熟，放入豆腐，压烂，略炒。再加调味料和葱花炒至均匀。

伴餐：糙米饭、水果。

晚餐

五香素鸭

材料：豆腐皮5张、豉油1汤匙、素蚝油1汤匙、椰子花糖1汤匙、水1杯、胡椒1/4茶匙、五香粉1/2茶匙、麻油1茶匙。

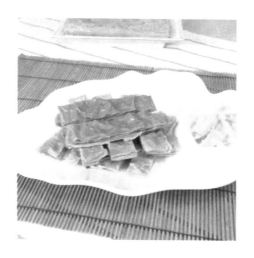

做法：混合调味料，涂在每张豆腐皮的两面，折起呈条状，蒸20分钟。（可储存于冰箱几星期）。

伴餐：胚芽糙米饭、时蔬、水果。

零食

坚果仁糖

材料：杏仁1/3杯、腰果1/3杯、核桃1/3杯、杏脯1/3杯、葡萄干1/3杯、椰枣（或红枣）1/3杯、红莓干2汤匙、椰丝（芝麻粉或可可粉）少许。

做法：将全部材料剪细，用食物处理器搅拌至细滑，略带黏性，取15克一份，搓成圆糖，之后再蘸上椰丝、芝麻粉或可可粉，或用彩纸包起。

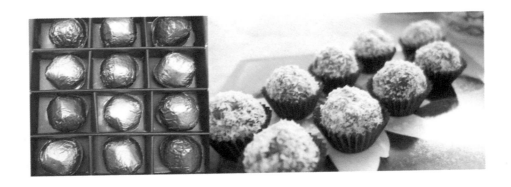

早餐

苹果胡萝卜汁

材料：苹果1个、胡萝卜1根、柠檬1/4个、姜一小段（约1厘米）。

做法：将全部食材切小块，放在一起榨汁。

南瓜糙米粥

材料：南瓜半杯、糙米1/4杯、燕麦（原粒）1/4杯、水4杯。

做法：将全部材料放入锅中，煮成粥。

午餐

红烧豆腐

材料：硬豆腐1盒、豆角100克、鲜冬菇8个、豉油1茶匙、胡椒1/8茶匙、糖1汤匙、粟粉1茶匙、水1/2杯、麻油1茶匙。

做法： 豆角与鲜冬菇先切小块，蒸3分钟。豆腐切块，两面略煎放入碟中。把其余调味料和已蒸熟的豆角和冬菇混合，略煮，淋在豆腐上。

伴餐： 糙米饭、水果

晚餐

蔬菜水果沙拉（配枸杞沙拉酱）

材料：

A. 枸杞2汤匙、腰果1汤匙、水2汤匙、柠檬汁1汤匙、盐少许。

B. 亚麻籽油1汤匙。

C. 搭配任意蔬果。

做法： 把A搅拌成酱，加B再轻搅片刻，加入C。

蘑菇洋葱

材料： 蘑菇8只、洋葱1个、红椒1/2 个、红薯1个、番茄1个、水1/2杯、豉油1茶匙、糖1茶匙、胡椒1/4茶匙。

做法： 红薯去皮切小，蒸15分钟至熟。切洋葱、番茄、红椒，用水煮熟，再加红薯和其余材料。

素罗宋汤

材料： 红菜头1小个、卷心菜1小个、西芹1根、胡萝卜2根、玉米2根、青椒1个、红椒1个、番茄4个、土豆2个、洋葱1个、南瓜1/4个、心里美萝卜1个、牛蒡1/2条、水14杯。

做法：将全部材料切小块煲1小时，加盐1/2茶匙，凉后取1杯汤渣搅拌，倒回汤，再煲滚5分钟。

伴餐：胚芽糙米饭。

零食

素杏仁芝士蛋糕

材料：

底：杏仁1/4杯、核桃1/4杯、椰枣3粒、盐1/8茶匙。

面：腰果1杯、柠檬汁2汤匙、柠檬皮1汤匙、椰糖浆4汤匙、橄榄油4汤匙、盐1/4茶匙、香草（云呢拿）1/4茶匙。

饼底做法：先搅碎杏仁，加核桃、盐、椰枣，继续搅碎至细滑状，放于4寸蛋糕模型，平置于冰箱直至变硬。

饼面做法：腰果浸泡2小时沥干，和其他材料一同搅拌成均匀细滑状，倒入饼模内，放冰箱冷藏6小时。

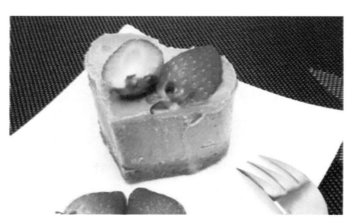

早餐

荞麦班戟（热香饼）

材料：荞麦150克、红薯200克、亚麻籽4汤匙、腰果4汤匙、豉酱1～2茶匙、盐1/2茶匙、水450毫升。

做法：先把荞麦、亚麻籽、腰果分别磨成粉，用部分水浸泡亚麻籽粉10分钟，红薯去皮切小块蒸熟，压成蓉（泥），把所有材料搅拌均匀，分成小份，煎成班戟（热香饼）。

核桃酱

材料：核桃3汤匙、杏仁3汤匙、红莓3汤匙、亚麻籽油2汤匙、盐1/2茶匙、水3汤匙。

做法：将全部材料放入搅拌机，搅拌至细滑状。

变化：可用提子、枸杞、洋葱代替红莓。

午餐

豉汁苦瓜

材料：苦瓜1根、洋葱1/2个、黑木耳10朵、豆豉1汤匙、蒜1粒、豉油1茶匙、糖1茶匙。

做法：黑木耳泡发，洗净，切苦瓜、洋葱与黑木耳蒸3分钟，下锅煮，加入调味料调味。

伴餐：糙米饭、水果。

晚餐

蔬菜水果沙拉（配中式沙拉酱）

材料：任意蔬菜及水果、橄榄油3汤匙、芝麻油1/2茶匙、酱油1汤匙、苹果醋1汤匙、姜蓉1茶匙、黑胡椒少许、香菜2汤匙。

做法：将除蔬菜水果外所有材料放入搅拌机打烂成沙拉酱，再与切好的蔬菜混合即成。

鹰嘴豆素煎饼

材料：鹰嘴豆（熟）1杯、核桃1/2杯、水1/2杯、洋葱1/2个、蘑菇1/2盒、燕麦（快熟）1/2杯、盐1/2茶匙、胡椒1/2茶匙、豉油1茶匙。

做法：核桃、洋葱、蘑菇切碎，鹰嘴豆压碎，分成两份，将一份打烂，与另一份混合，加燕麦与调味料，分6～8份做成圆饼，煎熟。

伴餐：胚芽糙米饭。

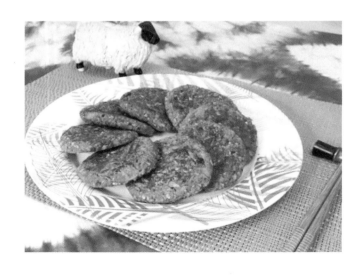

早餐

番茄红薯饭

材料：红薯1个、番茄1个、糙米1/2杯、姜2片、水3杯。

做法：红薯去皮切小块，番茄切块，与其他材料一起煮饭。

十全浓汁

材料：胡萝卜1根、枸杞20粒、柠檬汁1/2汤匙、橙子1个、番茄1个、芝麻1汤匙、葡萄干20粒、核桃8粒、红菜头1/4个、姜2厘米、水3杯。

做法：将胡萝卜、橙子、番茄、红菜头切小块，再与其他材料一起用搅拌机打约2分钟至滑糊状。

午餐

卷心菜南瓜

材料：卷心菜1/4个、洋葱1个、百合2个、南瓜1/4个、甜豆20条、椰子花糖1汤匙、椰子油1汤匙、盐1茶匙、水1/2杯。

做法：卷心菜、洋葱、南瓜切小块，同甜豆一同蒸3分钟备用。另用水起锅，放入全部材料一起煮1分钟。

伴餐：糙米饭、水果。

晚餐

素金枪鱼

材料：腰果120克、洋葱1/4个、香蕉1/2条、橄榄油1/2汤匙、豉油1/2汤匙、营养酵母1/2汤匙、海藻少许、小番茄10颗、红薯叶20片。

做法：将除红薯叶和小番茄外的其余材料用搅拌机搅拌成泥，取部分放于红薯叶上，再将小番茄放在上面。

南瓜浓汤

材料：南瓜1/2个、番茄1个、洋葱1个、腰果1/2杯、水5杯。

做法：将全部材料切碎，蒸3分钟，熟后把全部材料搅拌成浓汤。

伴餐：胚芽糙米饭、时蔬（时令蔬菜）、水果。

零食

胡萝卜红菜头香饼

材料：

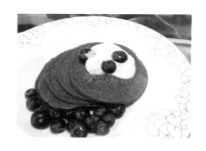

A.胡萝卜1根、红菜头1/2个、小葱头2粒、水1杯。

B.无麸质多用途面粉150克、粟粉20克、燕麦（快熟）40克、黄原胶2克、盐1/4茶匙、糖1茶匙。

做法：将A打烂，加入B搅匀，每次1~2勺放于不粘锅煎熟。

早餐

眉豆燕麦饭

材料： 眉豆2汤匙、糙米1/2杯、燕麦粒2汤匙、椰子油1汤匙、盐少许、水1杯

做法： 全部材料放进电饭煲煮成饭。

苹果西芹汁

材料： 苹果1个、胡萝卜1根、红菜头1/4个、柠檬1/2个、姜1小段（约1厘米）、西芹2根。

做法： 全部切小块，放入榨汁机榨汁。

午餐

四素蒸腐皮

材料： 豆腐皮2块半、金针菇6根、蒜蓉1茶匙、姜蓉1茶匙、豆豉1茶匙、小葱头碎1汤匙、葱花1汤匙、南瓜1汤匙、燕麦（快熟）6汤匙、胡椒粉1/4茶匙、糖1/2茶匙、豉油1/2茶匙、盐1/2茶匙、热水1/2杯。

做法： 豆腐皮浸软，切块与其他材料拌匀，蒸20分钟。

伴餐： 糙米饭、水果。

晚餐

苹果猕猴桃沙拉

材料：苹果1个、猕猴桃1个、紫甘蓝少许、盐1/2茶匙、水1/2杯。

做法：盐放于水备用，苹果与猕猴桃分别去皮、切粒，略浸盐水然后去水。紫甘蓝切丝，与猕猴桃、苹果混合即成。

红薯球

材料：红薯2个、米糠油1汤匙、盐少许、蜜糖或龙舌兰糖少许、芝麻粉少许。

做法：红薯去皮、切小块，蒸20分钟，压成泥，混合其他材料搓成球状，外面再蘸满芝麻粉。

零食

芝麻糕

材料：荸荠（马蹄）粉300克、芝麻粉4汤匙、蔗糖350克、水6杯半。

做法：用2杯半水加荸荠粉搅匀，用筛（滤网）隔成粉浆。另外4杯水加入蔗糖，成糖水。芝麻粉用少许水搅拌，加入糖水内。再把荸荠粉浆加入芝麻糖水中，成糊状，倒入盘子蒸45分钟。

早餐

苹果胡萝卜浓汁

材料：苹果2个、胡萝卜1根、葡萄干20粒、枸杞20粒、水2杯。

做法：全部放入搅拌机（食物料理机），搅拌成浓汁。

核桃饭

材料：糙米2/3杯、水1杯、葡萄干2汤匙、核桃（切小粒）1/4杯、豉油1汤匙。

做法：糙米先煮熟，再加其他材料拌匀。

午餐

冬菇彩丝

材料：干冬菇10粒、白背木耳（毛木耳）2个、西芹2根、胡萝卜1/3根、黄椒1/2个、盐1/2茶匙、豉油1汤匙、糖1汤匙、油1汤匙、芝麻油1茶匙、姜1片。

做法：西芹、胡萝卜、黄椒切丝，干冬菇、木耳泡发，切小块，放姜、盐、糖、油蒸20分钟，与黄椒丝、胡萝卜丝、西芹丝、豉油、芝麻油在锅中一起拌匀炒熟。

伴餐：胚芽糙米饭、水果。

晚餐

任意搭配蔬果沙拉

材料：任意搭配的蔬菜、水果。

做法：依喜好切好、摆盘。

豆腐沙拉酱

材料：豆腐约230克、生腰果1/4杯、新鲜柠檬汁2又1/4汤匙、蜜糖1汤匙、洋葱1/2茶匙、盐3/4茶匙。

做法：将所有材料放入搅拌机搅匀即可。

腰果眉豆椰子汤

材料：老椰子1个、胡萝卜1根、栗子20粒、眉豆1/4杯、黄豆1/4杯、腰果20粒、玉米1根、水24杯。

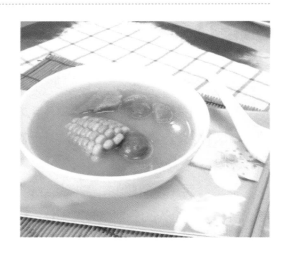

做法：黄豆、眉豆浸泡一夜。开椰子取椰肉和椰水，搅拌后放入隔渣袋（连袋一起煲），胡萝卜、玉米切小块，连同其他材料煲2小时，食前隔油。

伴餐：胚芽糙米饭、蔬菜水果沙拉。

零食

椰子饼干

材料：亚麻籽2杯、椰丝2杯、椰水或水1杯半、糖1～2汤匙、盐1茶匙、胡椒粉1/2茶匙、肉桂粉1/2茶匙。

做法：用椰水或水浸泡亚麻籽2小时，加其他材料拌匀，平放于风干机中，用42℃风干两天，中途翻一次。

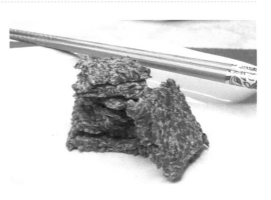

变化：可加红菜头1/8个与水搅拌，做出红色过年食物。

早餐

火龙果芝麻浓汁

材料：黑芝麻1汤匙、亚麻籽1汤匙、枸杞2汤匙、苹果1个、猕猴桃1个、火龙果1个、青柠1个、胡萝卜1/2根、水2杯。

做法：将全部材料用搅拌机打约2分钟至细滑糊状。

蒸米粉

材料：

A.糙米米粉2个（见P249下方脚注）、白背木耳4朵、油2汤匙、豉油2茶匙、糖1汤匙、盐1茶匙、胡椒1/2茶匙、芝麻油1茶匙。

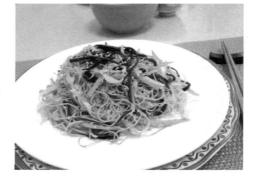

B.卷心菜1/2个（切丝）、胡萝卜1/2根（切丝）、小葱头10粒（切丝）；

C.白芝麻1汤匙。

做法：木耳泡发切丝，糙米米粉用水浸泡20分钟，隔水后，加入A的其他材料搅匀，蒸20分钟，再加B蒸3分钟，上碟后撒上白芝麻。

变化：可加榨菜丝。

腐竹白果粥

材料：豆腐皮1张、白果20粒、盐1/2茶匙、糙米1/2杯、水6杯。

做法：将所有材料煮成粥。

午餐

煎莲藕饼

材料：莲藕1个（刨丝）、洋葱1/2个（切碎）、干冬菇4粒（切碎）、芋头160克、干葱（切碎）1汤匙、粟粉2汤匙半、盐1/2茶匙、胡椒少许、快熟燕麦适量。

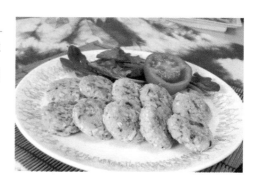

做法：芋头蒸至烂熟压成蓉（泥），将1/4个莲藕切碎，加入其他材料全部混合，分成6～8份，做成圆饼，放入不粘锅煎熟。

伴餐：胚芽糙米饭、水果。

晚餐

金针菇西兰花

材料：

A.西兰花1个、金针菇1包、蒜头碎1茶匙、姜碎1茶匙、盐1茶匙。

B.豉油1茶匙、盐1/2茶匙、粟粉1茶匙、麻油1茶匙、水1/2杯。

做法：西兰花加盐蒸5分钟，放在碟边，把A中其余材料在沸水中煮1分钟，捞出放在碟中间，把B搅匀煮熟后淋在上面。

伴餐：胚芽糙米饭、水果。

红薯松饼

材料：无麸质多用途面粉1杯、黄原胶9/8匙、糖3汤匙、小苏打粉1/2茶匙、肉桂粉1/2茶匙、盐1/4茶匙、红薯蓉（泥）1/2杯、水1/2杯、醋1/2茶匙、葡萄干1/2杯、油少许。

做法：所有材料搅匀，放于涂上油的松饼模中，蒸30分钟。

早餐

红豆饭

材料：红豆1/4杯、糙米1/2杯、陈皮（1/4个橘子的）、水3杯。

做法：红豆浸泡一夜，冲洗后，与其他材料放入电饭锅煮熟。

香蕉亚麻籽奶昔

材料：亚麻籽2汤匙、芝麻2汤匙、香蕉2根、水2杯。

做法：香蕉去皮，与其他材料用搅拌机打成浓汁。

午餐

丰收煲

材料：玉米1根、芋头1/2个、胡萝卜1/2根、薏米1/4杯、红薯1个、椰子油2汤匙、水1杯、盐1/2茶匙。

做法：玉米起粒，芋头、红薯切小块蒸15分钟至烂熟，加入其他材料再煮滚。

伴餐：糙米饭、水果。

晚餐

简单苹果胡萝卜沙拉

材料：苹果1个、胡萝卜1/2根、柠檬汁1汤匙。

做法：苹果、胡萝卜切丝，加柠檬汁拌匀。随意加入干果、坚果仁更美味。

莲藕汤

材料：莲藕1节、荸荠（马蹄）10粒、杂豆（眉豆、绿豆、花生）1杯、陈皮1/4块。

做法：莲藕切小块，与其他材料一起放入锅中，加6碗水熬煮1小时。

伴餐：胚芽糙米饭、水果、时蔬。

零食

绿班戟（热香饼）

材料：

A.菠菜100克、梨1个、水1杯。

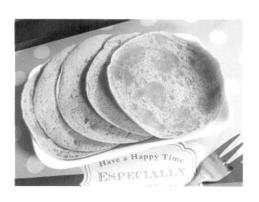

B.无麸质多用途面粉150克、粟粉20克、快熟麦片40克、黄原胶2克、盐1/4茶匙、糖1茶匙。

做法：把A打烂加入B搅匀，取1～2勺子放于不粘锅煎熟。

早餐

奇异果亚麻籽浓汁

材料：奇异果（猕猴桃）2个、苹果1个、亚麻籽1汤匙、洋葱1/8个、水1杯半。

做法：将全部材料用搅拌机打成浓汁。

八宝粥

材料：红豆1汤匙、绿豆1汤匙、眉豆1汤匙、燕麦1汤匙、薏米1汤匙、糙米1汤匙、花生1汤匙、龙眼1汤匙、水6杯。

做法：将所有材料煮成粥。

变化：水的分量可按个人喜好加减。

午餐

榄角豆豉蒸豆腐

材料：有机豆腐1盒、豆豉1茶匙、榄角4粒、甜豆200克、盐1/4茶匙、糖1茶匙、豉油1/2茶匙、芝麻油1茶匙。

做法：豆腐蒸3分钟倒去水分，榄角切碎，豆豉压烂加入盐、糖、豉油，淋于豆腐上蒸3分钟。甜豆蒸3分钟放碟边，淋上芝麻油即成。

变化：以秋葵代替甜豆。

伴餐：糙米饭、水果。

晚餐

菠菜鸡肶菇

材料：菠菜300克、鸡肶菇109克、蒜2瓣、盐1/2茶匙、麻油1茶匙、豉油1茶匙。

做法：菠菜蒸3分钟，沥水。鸡肶菇切细条，蒜切小块，与盐和鸡肶菇同煮3分钟，沥水，与菠菜、麻油和豉油拌匀。

苹果党参汤

材料：苹果2个、龙眼10粒、大豆2汤匙、杂豆（眉豆、花生）2汤匙、党参4根、胡萝卜1根、陈皮1/4片、水8杯。

做法：大豆与杂豆浸泡过夜，苹果和胡萝卜切小块，再与其他材料一起煲成汤。

变化：水的分量可按个人喜好加减。

伴餐：胚芽糙米饭、水果、时蔬。

零食

红薯挞

材料：

底：腰果2汤匙、核桃仁2汤匙、椰枣2粒、椰子油1汤匙、盐少许。

面：红薯200克、米糠油1汤匙、

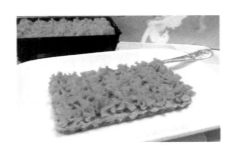

龙舌兰糖1/2汤匙、盐少许。

做法：腰果与核桃仁、椰枣打烂，加入其他底部材料搅匀，平压于挞模，放冰箱冷冻20分钟至硬。红薯切片蒸20分钟至烂熟，压烂与其他面部材料搅匀后放于挞中，上面随意装饰。

早餐

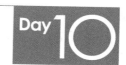

腰果香蕉奶昔

材料：腰果仁1/4杯、水2杯、香蕉1根。

做法：香蕉去皮切小块，放于冰箱冷藏3小时。腰果用沸水略浸，全部材料放入搅拌机搅拌即可。

腐皮南瓜粥

材料：豆腐皮1张、南瓜（切小块）1/2杯、蘑菇6粒、玉米1根、糙米1/2杯、水4杯。

做法：全部材料放入锅内煮成粥。

午餐

荞麦饭团

材料：紫薯700克、荞麦1/2杯、花生1/4杯、眉豆1/4杯、糙米1/2杯、盐1茶匙、豉油1茶匙、油1汤匙。

做法：糙米、荞麦、花生、眉豆煮熟，紫薯切片蒸至烂熟放入饭拌匀，加入其他材料搓成球状，或用模型做成各式饭团。

伴餐：水果。

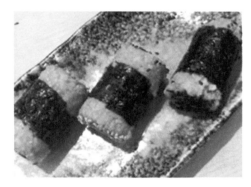

晚餐

芝麻花生沙拉酱

材料：花生2汤匙、芝麻2汤匙、水1/2杯、豉油1茶匙、麻油1茶匙、醋1/2茶匙、糖2茶匙。

做法：全部放在一起搅拌均匀即可。

薏米杂菜汤

材料：西芹2根、洋葱1个、胡萝卜1根、番茄1个、土豆1个、开边豆2汤匙、鹰嘴豆2汤匙、洋薏米2汤匙、水6杯。

做法：西芹、洋葱、胡萝卜、番茄、土豆皆切成小块，加入其他材料煲成汤。

变化：水的分量可按个人喜好或炉具不同而加减。

伴餐：沙拉、胚芽糙米饭、水果。

零食

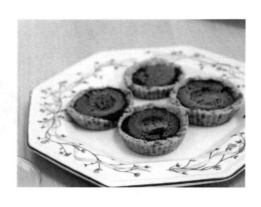

巧克力挞

材料：

底：腰果仁2汤匙、核桃仁2汤匙、椰枣2粒、椰子油1汤匙、盐少许。

面：可可粉3汤匙、龙舌兰糖3汤匙、椰子油3汤匙。

做法：腰果仁、核桃仁、椰枣打烂，加入其他材料搅匀放入6个模具中，冷冻20分钟至硬。将面的材料搅匀倒入挞中，再放冰箱冷藏（或冷冻）1小时。

早餐

Day 11

杏仁奶

材料：杏仁1/4杯、水2杯、蜜糖1汤匙。

做法：将所有材料打成汁。

香蕉麦片

材料：快熟燕麦16汤匙、热水2杯、营养酵母2茶匙、亚麻籽粉1汤匙、香蕉1根。

做法：燕麦加入热水，再加入其他材料（除香蕉外）搅匀，香蕉去皮切片加入其中。

午餐

栗子炆冬菇

材料：干冬菇10朵、栗子20粒、姜4片、黑豆豉油1汤匙、糖1汤匙、米糠油1汤匙、芝麻油1茶匙、硬豆腐1盒、水1杯。

做法：豆腐切小块放冰箱冷冻一晚，冬菇去蒂，泡一晚，除豆腐外，其余材料用高压锅煮至软，最后加入解冻好的豆腐煮5分钟至入味。

伴餐：糙米饭、水果。

晚餐

素鲑鱼粥

材料：

A.腰果1杯、洋葱1个、紫菜1块、蜜糖1汤匙、豉油1汤匙、营养酵母2汤匙、水1/2杯。

B.花菜1个、胡萝卜碎1/2汤匙、西芹碎1/2汤匙。

做法：把A搅拌，花菜切碎与之混合，胡萝卜碎与西芹碎撒在上面。

番茄豆汤

材料：

A.番茄4个、腰果1/4杯、鲜毛豆1/2杯、洋葱1个、蒜头1个。

B.水2杯、香菜碎2茶匙、盐1茶匙、胡椒少许。

做法：把A全部蒸5～7分钟，加水、盐、胡椒搅拌，吃前放香菜碎。

变化：以青豆取代鲜毛豆。

伴餐：时蔬、水果。

早餐

杂果仁奶

材料：核桃1/4杯、腰果1/4杯、亚麻籽1汤匙、枸杞1汤匙、红莓1汤匙、梨1个、水2杯。

做法：全部打成汁。

午餐

面豉汤

材料：无小麦豉油1茶匙、豆腐（切粒）200克、鲜冬菇（切条）4朵、紫菜1小撮、水2杯。

做法：全部材料放入锅内煮成汤。

玉米毛豆饭

材料：鲜毛豆4汤匙、玉米粒1/2杯、胡萝卜（切粒）4汤匙、姜（切粒）1/2汤匙、米糠油1/2汤匙、豉油1/2汤匙、盐1/2茶匙、芝麻油1茶匙、糙米饭2杯。

做法：用盐水煮毛豆5分钟，去皮；用油炒姜，加入胡萝卜粒、玉米粒，略炒后，加入毛豆在内的其他材料拌匀。

晚餐

姜葱素鸡

材料：素鸭1条、虫草花1汤匙、水1/2碗、姜1茶匙、葱1汤匙、盐少许、酱油少许。

做法：先把虫草花冲洗净，用1碗水煮滚2分钟，捞出虫草花，将煮过的水放在碗中备用。素鸭切半，用少油放于煎锅（原文为"易洁镬"，即易洁锅，容易清洁的锅）略煎两边，加虫草花水轻翻一次，煮至水干，上碟切块。姜去皮磨蓉（泥），葱切小块与盐、酱油混合，吃前淋在上面。

伴餐：糙米饭、水果。

三素蒸豆腐

材料：豆腐1盒、鲜冬菇1/2杯、荸荠（马蹄）1/2杯、胡萝卜1汤匙、豉油1茶匙、糖1汤匙、盐1/2茶匙、玉米粉1汤匙、水1/2杯。

做法：豆腐蒸3分钟；冬菇、荸荠（马蹄）、胡萝卜切碎，用水再和其他调味料煮滚勾芡，淋于豆腐上。

伴餐：胚芽糙米饭、时蔬、水果。

零食

高纤芝麻糊

材料：黑芝麻2汤匙、荞麦2汤匙、水2杯、糖1茶匙。

做法：所有材料放入搅拌机打烂，再加热煮3分钟。

早餐

香菇饭

材料：干冬菇4朵、糙米2/3杯、水1杯、姜2片、盐1/2茶匙、油1茶匙。

做法：冬菇去蒂浸泡一晚，沥干切丝，与其他材料煮成饭。

温馨提示：最好晚上煮，保温至早上。

苹果菠萝浓汁

材料：菠萝100克、苹果2个、胡萝卜1根、亚麻籽2汤匙、水2杯。

做法：全部食材放在一起，用搅拌机打成浓汁。

午餐

蒸红薯番茄

材料：红薯1个、番茄1个。

做法：红薯去皮切片，齐放于碟，番茄切八份，放于上面，蒸20分钟。

冬菇节瓜豆腐

材料：节瓜2根、鲜冬菇10朵、水2杯、豉油1茶匙、糖1茶匙、素食调味粉1/2茶匙、豆腐1盒。

做法：豆腐切小块，放冰箱冷冻一晚，解冻。节瓜去皮、切小块与冬菇同蒸至烂熟，加其他材料煮5分钟。

伴餐：糙米饭、水果。

晚餐

佛手瓜栗子汤

材料：佛手瓜2个、胡萝卜1根、山药6片、杂豆（眉豆、芸豆）1/2杯、红枣6粒、栗子10朵、干冬菇6朵、水6杯。

做法：冬菇及杂豆浸泡一夜，佛手瓜及胡萝卜切小块，加入其他材料煲成汤。

藕片甜豆

材料：莲藕1节、甜豆20根、荸荠（马蹄）5个、鲜冬菇5朵、黑木耳5朵、面豉酱1茶匙、粟粉1茶匙、水1/2杯。

做法：木耳泡发，莲藕及荸荠（马蹄）切片，莲藕、冬菇、木耳同煮3分钟，加荸荠（马蹄）、甜豆煮熟，勾芡（面豉酱与粟粉混合）起锅。

伴餐：胚芽糙米饭、水果、时蔬。

零食

水果黄班戟（热香饼）

材料：

A.梨1个、菠萝300克、水1杯。

B.无麸质多用途面粉150克、粟粉20克、快熟麦片40克、黄原胶2克、盐1/4茶匙、糖1茶匙。

做法：用搅拌机搅拌A，加入B搅匀，每次取1～2勺用不粘锅煎。

早餐

Day 14

杂菜汤米通粉

材料：熟米通粉3杯、素食调味粉1茶匙、杂菇1/2杯、西兰花1/2杯、水1/2杯、油1汤匙、麻油1茶匙、盐1/4茶匙、胡椒粉1/4茶匙、豉油1茶匙

做法：用少许盐、胡椒粉蒸熟西兰花和杂菇，烧开水放入其他材料再煮1分钟。

青苹果黄瓜汁

材料：青苹果2个、橙子1个、奇异果（猕猴桃）1个、红菜头1/6个、胡萝卜1根、黄瓜1根、洋葱1/6个。

做法：橙子、猕猴桃和红菜头去皮，全部材料切小块用榨汁机榨成汁。

午餐

眉豆素汉堡

材料：熟眉豆1杯、芝麻1汤匙、花生1汤匙、胡萝卜1/2杯（切碎）、蒜1粒（切碎）、西芹1/2杯（切碎）、豉油少许、熟糙米及荞麦（2:1）饭1杯半、油少许。

做法：将眉豆及其他食材压成蓉（泥）加入调味料搅匀，分成4份用不粘锅煎熟。

伴餐：胚芽糙米饭、水果

晚餐

酿节瓜

材料：节瓜2根、荸荠（马蹄）碎45克、胡萝卜碎1汤匙、燕麦（快熟）2汤匙、素食调味粉1茶匙。

做法：节瓜去皮，切成1寸高的块，中间挖空，其余材料拌匀，放在节瓜中，蒸30分钟。

腐皮薏米汤

材料：豆腐皮2张、胡萝卜1根、玉米2根、薏米80克、白果20粒、水8杯。

做法：胡萝卜、玉米切小块，白果浸滚水后去皮，与其余材料煲成汤。

伴餐：胚芽糙米饭、水果、时蔬或沙拉。

零食

巧克力

材料：可可粉3汤匙、龙舌兰糖2～3汤匙、椰子油3汤匙。

做法：全部拌匀，倒于巧克力模型，放入冰箱冷藏1小时。

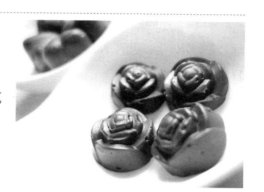

早餐

Day 15

奇异果西芹浓汁

材料：去皮奇异果（猕猴桃）1个、青柠（去皮）1个、西芹1根、洋葱1/6个、姜1片、水2杯。

做法：全部放在一起，打成浓汁。

栗子粥

材料：核桃8粒、栗子10粒、薏米1汤匙、糙米2/3杯、水3杯。

做法：将材料全部放在一起煮成粥。

午餐

节瓜粉丝

材料：节瓜2根、粉丝1扎、蘑菇10粒、水2杯、素食调味粉1/2茶匙、酱油少许、糖少许。

做法：粉丝浸软切短，节瓜煮10分钟，加入蘑菇、粉丝再煮10分钟，最后加酱油、素食调味粉及糖收汁。

凉拌茄子

材料：茄子2个、酱油1茶匙、醋少许、糖少许、芝麻油1茶匙、葱（切小）1汤匙、红椒碎1茶匙。

做法：茄子切成1寸小块蒸20分钟，加调味料放入冰箱冷藏一晚，吃前加入葱和红椒装饰。

伴餐：胚芽糙米饭、水果。

晚餐

苹果猕猴桃沙拉

材料：苹果1个、猕猴桃1个、紫甘蓝少许、盐1/2茶匙、水1/2杯。

做法：盐放于水备用，苹果与猕猴桃分别去皮、切粒，略浸盐水然后去水。紫甘蓝切丝，与猕猴桃、苹果混合即成。

花菜西兰花黄金汁

材料：

A.花菜（小）1个、西兰花（小）1个、洋葱1个、玉米1个（起粒）。

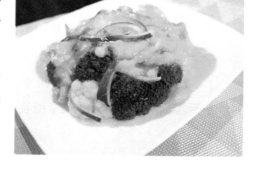

B.胡萝卜1/3根、腰果1/4杯、营养酵母3汤匙、柠檬汁1汤匙、盐1茶匙、洋葱1/4个、蒜1瓣、水2杯、英粟粉1汤匙。

做法：花菜与西兰花切小块，与玉米同蒸5分钟放碟。用1杯半水将B搅拌，煮滚。将剩下的半杯水与英粟粉混合，煮滚成浓汁，把汁淋在蔬菜上。

伴餐：胚芽糙米饭、水果。

零食

水果冰

材料：草莓1盒、香蕉3根（去皮）。

做法：先将材料全部切成小块，放于冰箱冷冻一晚，吃前取出搅拌。

变化：可以2个芒果代替草莓。

早餐

山药莲子粥

材料：山药5片、莲子1/4杯、红枣（去核）5粒、糙米2/3杯、水4杯。

做法：将全部材料煮成粥。

苹果番茄浓汁

材料：苹果1个、亚麻籽1汤匙、柠檬1/2个、菠萝100克、核桃2汤匙、番茄1个。

做法：将全部材料打成浓汁。

午餐

红薯米通粉沙拉

材料：

A.红薯2个、玉米1个、米通粉100克。

B.胡萝卜（切粒）1/2根、西芹1根、洋葱1/4个、生菜1个（撕小片）、枸杞20粒、盐1/2茶匙。

C.腰果4汤匙、柠檬汁2汤匙、营养酵母1汤匙、豉油1汤匙、水1/2杯。

做法：红薯切丁、蒸熟，玉米起粒、蒸熟。米通粉用水煲熟（约5分钟）后沥去水分。C搅拌成素沙拉酱。全部混合均匀。

伴餐：水果。

晚餐

粉葛汤

材料：粉葛500克、胡萝卜1根、眉豆1/4杯、红小豆及扁豆1/2杯、花生1/4杯、玉米1个、果皮1/4片、水8杯。

做法：豆类浸水过夜后清洗干净，粉葛与胡萝卜切小块，全部煲成汤。

变化：用水分量根据煮食用具和喜好而定。

蒜苗豆腐

材料：蒜苗300克、硬豆腐（五香豆腐）2砖、蘑菇6粒、水1/2杯、红椒1/2个、蒜（蒜蓉）1颗、盐1/4茶匙、糖1茶匙、海带浸软切小块40克。

做法：豆腐切成约一寸正方块，用水煮蒜苗和蘑菇3分钟后与其他材料混合。

伴餐：胚芽糙米饭、水果、时蔬。

零食

杂果仁饼

材料：

A.生杏仁及生腰果3/4杯、生核桃1/2杯、椰枣及无花果3/4杯、肉桂粉1茶匙、姜粉1/4茶匙、香草（云呢拿）1/4茶匙。

B.葡萄干1/4杯、枸杞干1/4杯。

C.芝麻1/4杯。

做法：生杏仁泡24小时，生核桃泡12小时，先把全部A搅拌，然后加B再搅拌，分成小份搓成饼，用风干机风干48小时，中途翻面。

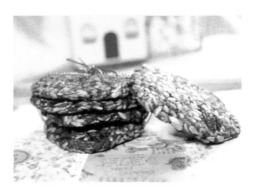

早餐

青苹果杏仁浓汁

材料：青苹果2个、菠萝100克、营养酵母2茶匙、黄瓜1/2根、胡萝卜1根、芝麻2汤匙、杏仁20粒、水2杯。

做法：将全部材料打成浓汁。

番茄饭

材料：番茄1个、糙米2/3杯、黑胡椒1/2茶匙、盐1/2茶匙、油1汤匙、水1杯。

做法：将全部材料煮成饭。

午餐

素食寿司

材料：素鸡1条、西芹2根、黄瓜1根、胡萝卜1根、柠檬汁1汤匙、豉油1茶匙、糙米饭2杯。

做法：先蒸素鸡3分钟，用豉油腌渍一夜，切成细长条。西芹、黄瓜、胡萝卜切细长条。糙米饭煮熟后放凉，放入柠檬汁拌匀，用寿司席卷起，切块。

绿果露

材料：香蕉1根、红薯叶10片、水1/2杯。

做法：将所有材料放入搅拌机拌匀。

晚餐

千岛沙拉酱

材料：腰果1/2杯、柠檬汁2汤匙、洋葱1/4个、蜂蜜1汤匙、番茄3个、蒜2粒、海盐1/2茶匙、水1汤匙。

做法：将所有材料放入搅拌机打烂即成。

南瓜芋头

材料：芋头1/2个、南瓜1/2个、椰子油1汤匙、水1/2杯、盐少许。

做法：芋头、南瓜切片，蒸至软（约5分钟），将所有材料煮滚加盐调味。

伴餐：胚芽糙米饭、水果、沙拉。

零食

亚麻籽脆饼

材料：亚麻籽1杯、亚麻籽粉2汤匙、水1杯、果仁1/2杯、芝麻1/2杯、枸杞2汤匙、糖2汤匙、盐1茶匙半、肉桂粉1/2茶匙。

做法：将果仁、芝麻打烂，加入其余材料搅匀，分成小份放于风干机中，以42℃风干24小时。

早餐

Day 18

豆奶

材料：熟黄豆1/2杯、水2杯。

做法：将全部材料打成汁。

四素汤米粉

材料：糙米粉[①]2个、卷心菜丝1/2杯、胡萝卜丝1汤匙、洋葱丝1汤匙、玉米粒1汤匙、素食调味粉1茶匙、水1/2杯、麻油1茶匙。

做法：糙米粉先浸泡至软，煮15分钟至烂熟沥干，再以水煮蔬菜3分钟，熟后加进米粉。

①糙米粉：外形类似方便面，2个约100克，如东莞糙米粉、新竹糙米粉。

午餐

莲藕花生

材料：莲藕1个、花生1/2杯、硬豆腐1砖、盐1茶匙、糖1汤匙、水（按需要）。

做法：花生浸泡4小时，豆腐切小块，莲藕切小块，将莲藕及花生煮至烂熟，加入其余材料煮5分钟。

伴餐：糙米饭、水果。

晚餐

芝麻沙拉酱

材料:腰果20粒、豆奶（淡）1杯、芝麻酱（淡）1汤匙、酱油1汤匙、柠檬汁1汤匙、洋葱1/6个。

做法:将所有材料放入搅拌机打烂即成。

蘑菇浓汤

材料：蘑菇1盒、腰果1/2杯、洋葱1个、水5杯、盐少许、黑胡椒少许。

做法：蘑菇、洋葱、腰果蒸2分钟，加水放入搅拌机打烂，最后加入调味。

南瓜番茄

材料：南瓜1/4个、番茄2个、面豉酱2茶匙。

做法：南瓜去皮切小块，番茄切小块同蒸8分钟，加面豉酱再蒸2分钟。

番茄蘑菇

材料：番茄2个、蘑菇10朵、洋葱1个、红椒1/2个、水1/2杯、素食调味粉1/2茶匙。

做法：番茄切成4半，蘑菇切成2半，洋葱切成8半，红椒切丝，与其他材料放于锅煮至熟。

伴餐：胚芽糙米饭、水果、沙拉。

零食

红枣饼（18个）

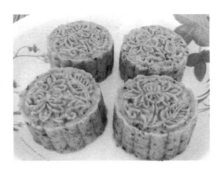

材料：红薯300克、红枣300克、腰果蓉（泥）100克、盐1/2茶匙、米糠油2汤匙。

做法：红枣去核，打磨成蓉（泥），红薯去皮、切小块，隔水蒸熟约20分钟，按压成蓉（泥），加腰果蓉、盐及1汤匙油拌匀，40克一份，搓圆，涂上油，放入饼模，放入预热烤箱150度烤20分钟。

早餐

巧克力浓汁

材料：可可粉2茶匙、苹果2个、核桃8粒、水2杯。

做法：全部材料搅拌。

果仁燕麦

材料：快熟燕麦16汤匙、芝麻1汤匙、核桃10粒、枸杞1汤匙、营养酵母1汤匙、红莓干1汤匙、滚水3碗。

做法：全部材料放入大碗中，加入沸水，盖好10分钟即可享用。

午餐

冬菇毛豆

材料：干冬菇6朵、毛豆300克、荸荠（马蹄）6粒、红灯笼椒（切条）1汤匙、酱油1汤匙、糖1汤匙、油1汤匙。

做法：冬菇去蒂浸泡一夜至软切粒，加酱油、油、糖蒸熟，毛豆煮3分钟去衣，将所有材料煮3分钟。

伴餐：糙米饭、水果。

晚餐

碧湖泛舟

材料：红薯叶20片、腰果20粒、鸡肶菇1只、香草1茶匙、枸杞20粒、蜜糖1汤匙、油1汤匙、盐1/4茶匙、冰水300毫升。

做法：红薯叶蒸3分钟浸冰水，与腰果、蜜糖、盐、油打烂成糊状，放在碟上；鸡肶菇切片加香草蒸熟，放于糊面；枸杞浸软，放于菇上。

梅菜茄子娃娃菜

材料：茄子1个、娃娃菜2棵、梅菜2汤匙、油1汤匙、糖1茶匙。

做法：梅菜浸10分钟去沙及盐，茄子及娃娃菜切小块，加入油、糖蒸10分钟。

伴餐：胚芽糙米饭、水果。

零食

香蕉松饼

材料：

A.无麸质多用途面粉2杯、黄原胶2克、燕麦粉1/2杯、发酵粉1茶匙、小苏打粉1茶匙、肉桂粉1茶匙、核桃1/2杯。

B.香蕉2根、豆奶3/4杯、蜜糖2汤匙、油2汤匙、香草（云尼拿）1茶匙。

做法：把A混合，香蕉压烂与其余材料搅匀，分小份放模型杯蒸45分钟。

早餐

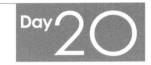

香橙青柠浓汁

材料：红苹果1个、青苹果1个、橙子1个、胡萝卜1根、西芹2根、青柠1个、黄瓜1/2根、菠萝100克、姜4片、红菜头1/8个。

做法：全部材料搅拌成浓汁。

午餐

鹰嘴豆饭团

材料：鹰嘴豆1/2杯、眉豆1/2杯、糙米1杯、油2汤匙、盐1/2茶匙、水1杯。

做法：先把鹰嘴豆与眉豆浸泡一夜，加入其余材料煮成饭。之后可搓成球状或用模型做饭团。

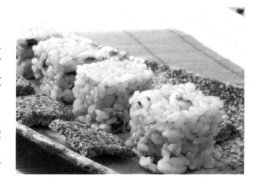

晚餐

咖喱杂菜

材料：卷心菜1/4个、西兰花1/4个、洋葱1个、红薯1个、番茄2个、咖喱粉1汤匙、黄姜粉1汤匙、盐少许、糖1汤匙、椰子油1汤匙、水1杯。

做法：红薯蒸20分钟，卷心菜、西兰花和番茄蒸3分钟，用油炒香洋葱，加入其余材料煮3分钟或至水干。

伴餐：胚芽糙米饭、水果。

生菜包

材料：大豆芽150克、荸荠（马蹄）6粒、蘑菇6粒、胡萝卜1/3根、水1/2杯、酱油1汤匙、糖1汤匙、粟粉1汤匙、姜1茶匙、生菜8片。

做法：将除生菜以外的所有蔬菜切小块，炒香至熟，加入调味，分小份放于生菜上。

金瓜汤

材料：南瓜1/2个、杂豆1/2杯、腰果1/2杯、红枣6粒、莲子1汤匙、洋葱2个、胡萝卜1条、水6杯。

做法：杂豆浸泡一夜，将所有材料煮成汤。

伴餐：胚芽糙米饭、水果、时蔬。

零食

紫薯蛋糕

材料：

底：腰果2汤匙、核桃2汤匙、椰枣2粒、椰子油1汤匙、盐少许。

面：紫薯300克、米糠油1汤匙、龙舌兰糖1/2汤匙、盐少许。

装饰：琼脂粉1汤匙、水10汤匙、糖1茶匙、蓝莓8粒、草莓1粒。

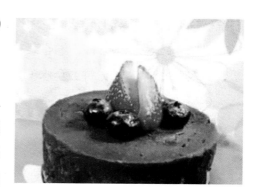

做法：先将果仁打烂，加入其余材料做成底，放于4寸蛋糕模中压平，放入冰箱冷冻20分钟至硬。紫薯去皮蒸20分钟至软，加入油、盐、龙舌兰糖搅匀，放于模内压平均匀后，放入冰箱冷冻。用水把琼脂粉加水和糖蒸溶，淋在饼上，最后将蓝莓和草莓放于表面装饰。

变化：可用红薯代替紫薯。

早餐

Day 21

黄姜饭

材料：鲜冬菇4朵、硬豆腐1砖、洋葱1/2个、红甜椒150克、酱油1汤匙、黄姜粉1茶匙、咖喱粉1/2茶匙、果仁50克、葡萄干30克、香菜2根、熟糙米饭2杯。

做法：冬菇、豆腐、洋葱切小块蒸熟，红甜椒切粒，将所有材料与熟糙米饭搅匀。

午餐

素巧克力奶昔

材料：杏仁1/3杯、水2杯、香蕉3根、椰枣4粒（去核）、可可粉2汤匙、盐1/4茶匙。

做法：用搅拌机把杏仁搅拌成酱，再加其余略搅。

芝麻酱豆腐

材料：有机豆腐1盒、芝麻2汤匙、芝麻油1茶匙、酱油2茶匙、蜜糖1汤匙、柠檬汁1汤匙、小番茄8颗。

做法：芝麻、芝麻油、酱油、蜜糖、柠檬汁搅匀，倒于豆腐上，小番茄放四周作装饰。

伴餐：胚芽糙米饭、水果。

晚餐

荷叶饭

材料：硬豆腐1砖、鲜冬菇6朵、酱油1汤匙、糖1汤匙、胡椒1/2茶匙、胚芽糙米饭2杯、荷叶1张。

做法：用热水略煮荷叶至软，分成4份，将其余材料搅匀分成4份放在荷叶上包好，用绳扎好，蒸90分钟。

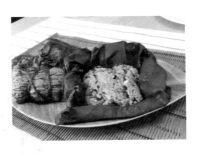

松子玉米

材料：玉米1个（起粒）、松子200克。

做法：玉米蒸2分钟加松子即成。

伴餐：水果、时蔬。

零食

生机曲奇

材料：

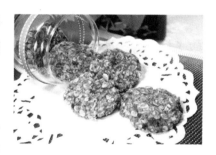

A.苹果2个、水10毫升、葡萄干2/3杯、椰枣1/2杯、香草（云尼拿）1/4茶匙、肉桂粉1/4茶匙、盐1/4茶匙。

B.燕麦2杯。

做法：用食物处理器搅拌A，分小份做小圆饼，表面蘸上燕麦，放入风干机，用42℃风干两天。

扫码观看
部分食谱制作方法视频